TRAITÉ
DES MALADIES
DES VOIES URINAIRES
Canal de l'Urèthre, Prostate, Vessie

TRAITEMENT ÉLECTRIQUE & GUÉRISON

TRAITÉ

DES MALADIES

DES VOIES URINAIRES

Canal de l'Urèthre, Prostate, Vessie

TRAITEMENT ÉLECTRIQUE & GUÉRISON

PAR LE

Docteur BAZÉNERIE

de la Faculté de Médecine de Paris
Professeur libre de Clinique des Voies urinaires
Rédacteur en chef de la *Revue d'Électrolyse Chirurgicale*
Ancien Président et Lauréat de l'Alliance médicale de France
Membre de la Société de Thérapeutique expérimentale de France et de plusieurs autres
Sociétés savantes

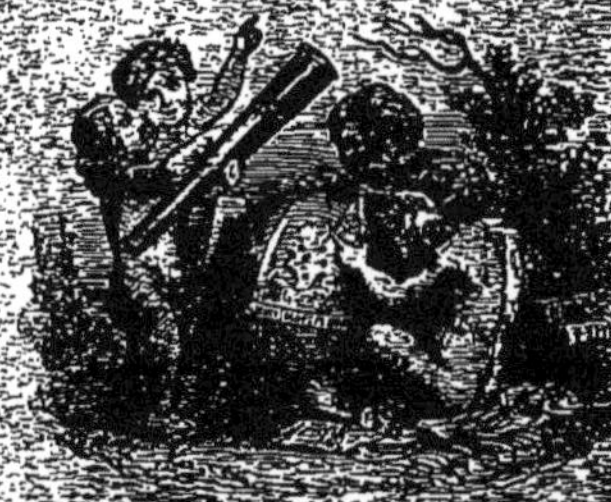

PARIS

SOCIÉTÉ D'ÉDITIONS SCIENTIFIQUES

4, RUE ANTOINE DUBOIS, 4

PLACE DE L'ÉCOLE DE MÉDECINE

OCTOBRE 1897

Tous droits réservés

TRAITÉ
DES MALADIES
DES VOIES URINAIRES

Canal de l'Urèthre, Prostate, Vessie

TRAITEMENT ÉLECTRIQUE & GUÉRISON

PAR LE

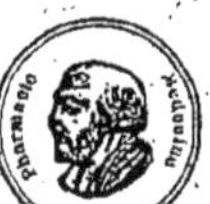

Docteur BAZÉNERIE

de la Faculté de Médecine de Paris

Professeur libre de Clinique des Voies urinaires

Rédacteur en chef de la *Revue d'Electrolyse chirurgicale*

Ancien Président et Lauréat de l'Alliance médicale de France,

Membre de la Société de Thérapeutique expérimentale de France et de plusieurs autres
Sociétés savantes

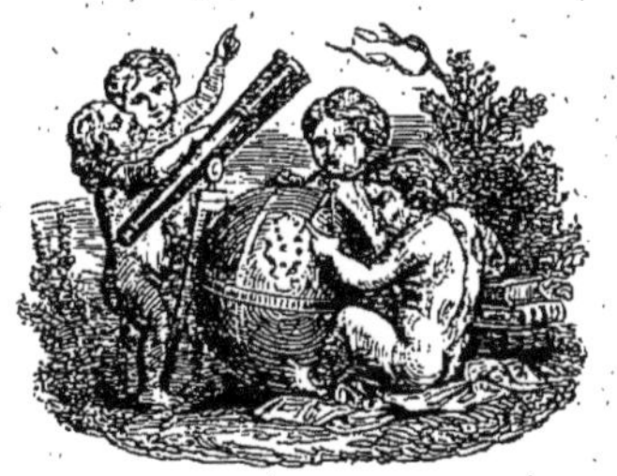

PARIS
SOCIÉTÉ D'ÉDITIONS SCIENTIFIQUES
4, RUE ANTOINE-DUBOIS, 4
PLACE DE L'ÉCOLE-DE-MÉDECINE

OCTOBRE 1897

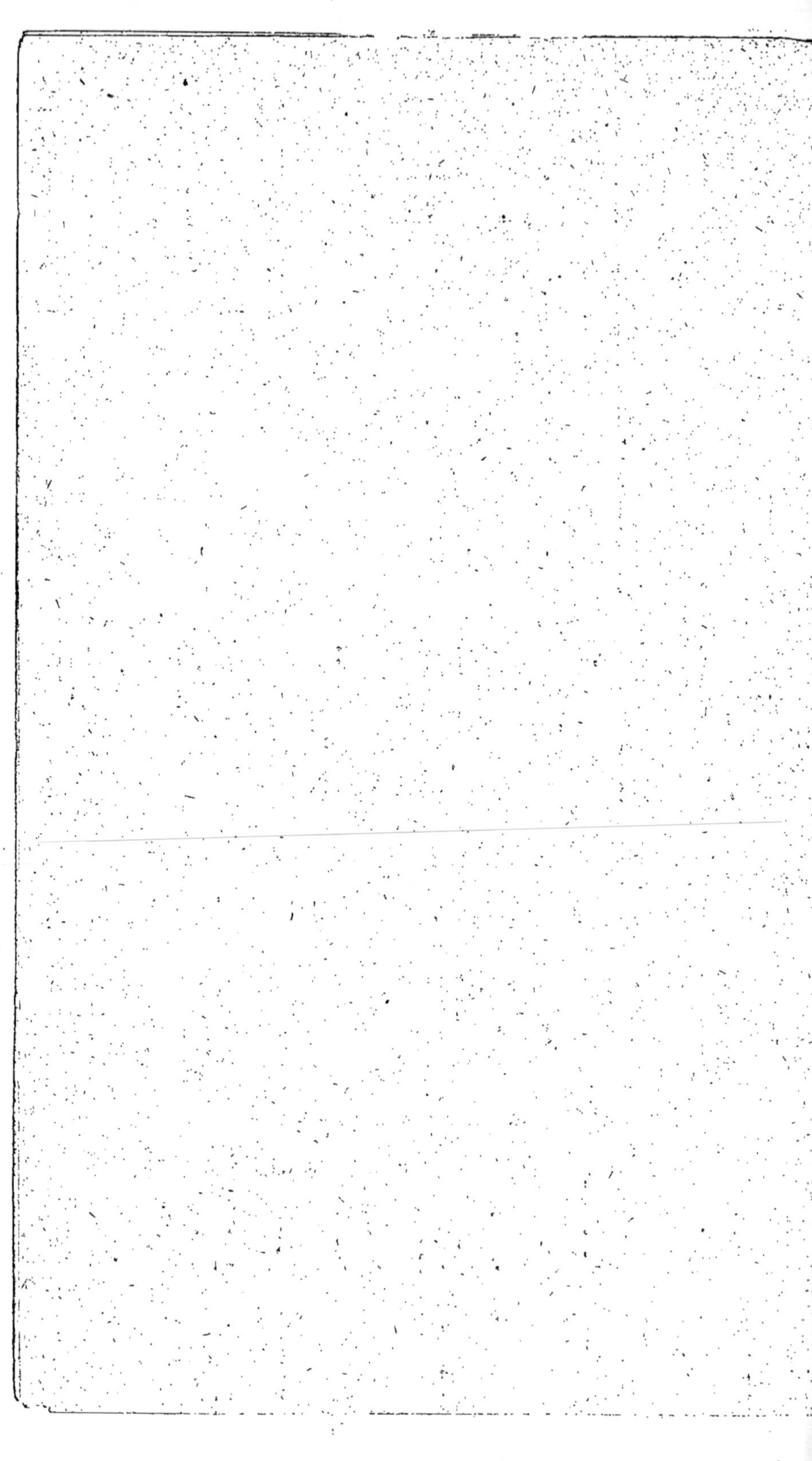

PRÉAMBULE

J'AI écrit ce traité à l'usage des médecins, des pharmaciens et des gens du monde. Il ne faut pas croire qu'il soit toujours très commode de mettre la médecine et la chirurgie à la portée de toutes les intelligences. Je me suis heurté bien souvent à des expressions techniques qu'il est bien malaisé d'éviter. Comment, par exemple, décrire le canal de l'urèthre sans employer des mots anatomiques ? Comment parler de l'électricité sans se servir d'un langage avec lequel on est peu familiarisé ? Enfin, j'ai fait pour le mieux, et j'espère être compris des intéressés qui voudront bien me lire avec attention. Je n'ai eu en vue dans ce travail que l'étude et la guérison par l'électricité des rétrécissements du canal de l'urèthre, de l'hypertrophie de la prostate et de certaines maladies de la vessie.

J'ai la conviction d'avoir ainsi élargi les limites de la vraie chirurgie conservatrice, car ma méthode n'expose jamais la vie des malades. Je n'ai fait que mettre en pratique les grands principes de chirurgie conservatrice puisés aux leçons de mon ancien maître, le professeur Verneuil, un des chirurgiens les plus éminents de notre époque. Une étude approfondie des phénomènes électriques m'a permis de les appliquer à la chirurgie des voies urinaires et d'atteindre ainsi le but que je m'étais imposé : Guérir sans danger, sans douleur et sans effusion de sang.

Docteur BAZÉNERIE.

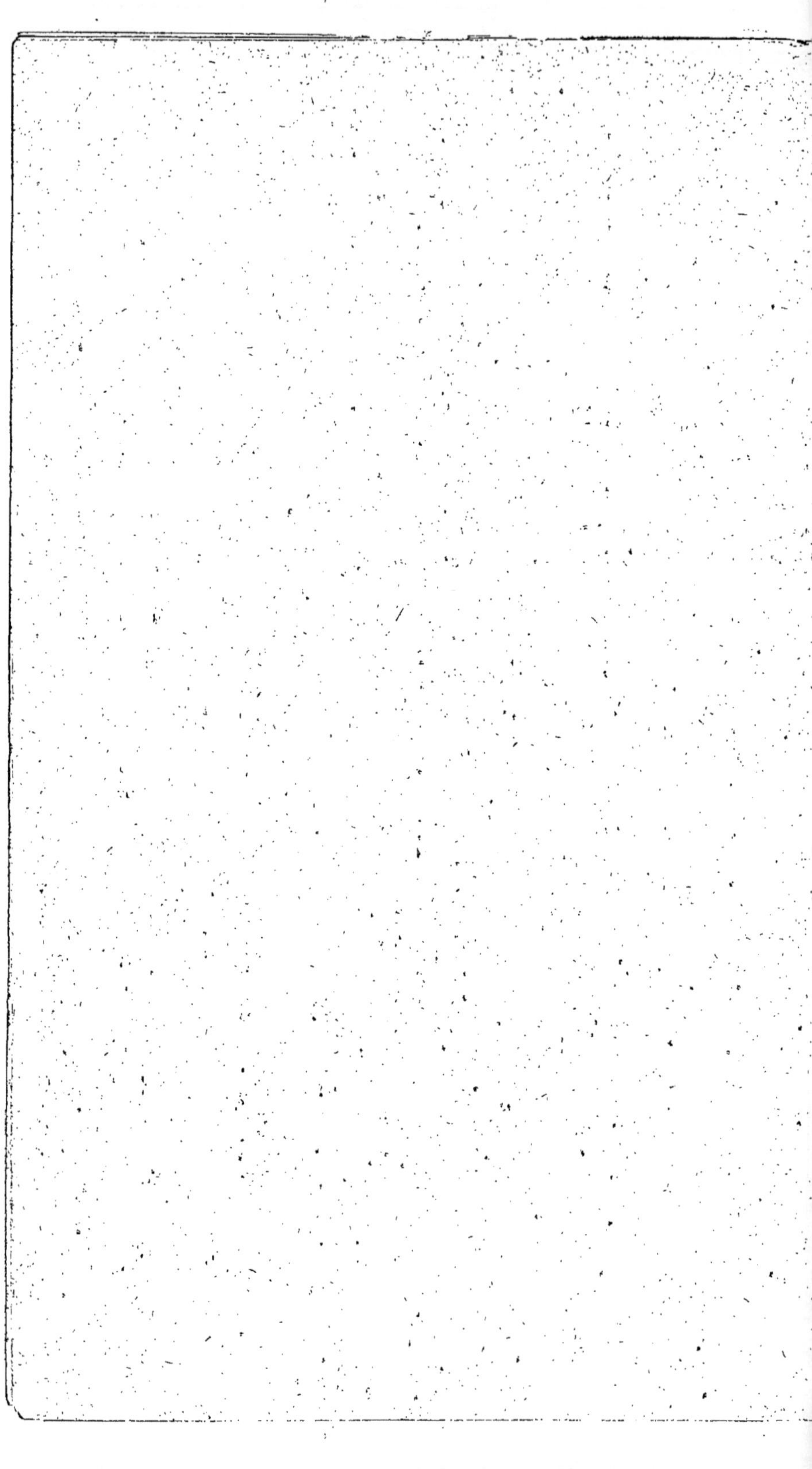

DE LA DIFFICULTÉ D'URINER

(Rétention et incontinence)

A difficulté d'uriner chez l'homme est le symptôme précurseur de la rétention d'urine.

La rétention peut être complète ou incomplète. Dans la rétention complète, la miction, autrement dit l'émission de l'urine, est tout à fait impossible ; et le malade, ainsi prévenu de la gravité de son état, sait à quoi s'en tenir.

Dans la rétention incomplète, la vessie ne se vide qu'incomplètement, en se débarrassant de son trop plein, et le séjour prolongé de l'urine dans le bas fond de cet organe est, sans que le malade s'en doute, car il croit uriner à peu près convenablement, la première étape de l'incontinence d'urine par *distension vésicale et de l'empoisonnement urineux.*

Les causes susceptibles de produire la rétention ou l'incontinence sont multiples et complexes.

Les unes, telles que les rétentions et l'incontinence provenant des maladies du système nerveux (moelle et cerveau) ou des maladies des reins, sont du domaine de la médecine et peuvent être traitées par tous les médecins.

Les autres, telles que les rétrécissements du canal de l'urèthre, l'hypertrophie de la prostate, et certaines maladies de la vessie, relèvent uniquement de la chirurgie et ne peuvent être fructueusement traitées que par un docteur spécialiste, rompu de longue date à la pratique chirurgicale électrolytique de ces affections.

APPAREIL URINAIRE DE L'HOMME

'APPAREIL urinaire de l'homme se compose : 1º des *reins*, organes sécréteurs qui président à l'élaboration de l'urine à la manière d'un filtre ; 2º des *uretères*, canaux vecteurs qui conduisent l'urine dans la vessie ; 3º de la *vessie*, réservoir musculo-membraneux, dans lequel s'accumule l'urine jusqu'au moment où les contractions vésicales l'expulsent au-dehors ; 4º de l'*urèthre*, canal excréteur, dont les fonctions consistent à conduire l'urine de la vessie à l'extérieur, et dont je crois utile de donner la description ici.

Canal de l'Urèthre

Le canal de l'urèthre est un conduit qui s'étend de la vessie à l'extrémité libre du pénis. Au cours de son trajet, il décrit deux courbes : 1º une courbe postérieure, *permanente*, à concavité antérieure dirigée vers la vessie ; c'est l'*urèthre fixe* ou *postérieur* ; 2º une courbe antérieure *mobile*, à concavité dirigée en bas, dans le pénis, c'est l'*urèthre antérieur*. Ces deux courbes réunies en sens inverse donnent au canal la forme d'un *S* italique. Lorsque le pénis est relevé la courbe mobile disparaît, de telle sorte que l'urèthre, ne décrivant plus que la courbe permanente postérieure, se laisse facilement parcourir par la sonde destinée à évacuer la vessie.

D'après ses rapports, on divise l'urèthre en région prostatique, région membraneuse, région spongieuse. Les deux premières font partie de l'urèthre postérieur ; quant à la région spongieuse, elle occupe l'urèthre antérieur tout entier.

Région prostatique. — A sa sortie de la vessie, l'urèthre s'engage dans la prostate qu'il traverse dans toute sa hauteur, non dans son milieu, mais très près de sa face antérieure. Souvent même cette glande forme en avant une simple gouttière qui reçoit l'urèthre. Dans l'hypertrophie de la prostate, cette gouttière est quelquefois si rétrécie qu'il semble, lorsqu'on pratique le cathétérisme, que la sonde chemine entre deux pans de murs très serrés dont la compression exige, pour pénétrer dans la vessie, une poussée assez forte sur l'outil. Il peut même arriver que cette pénétration soit impossible et que la ponction de la vessie s'impose. L'orifice vésical de l'urèthre, de forme très variable, est toujours maintenu fermé par un muscle disposé en anneau appelé *sphincter vésical*. La longueur de la région prostatique est de 25 à 30 millimètres. Dans l'hypertrophie de la prostate elle peut atteindre de 4 à 8 centimètres.

Région membraneuse. — Cette région, longue de 15 millimètres, fait suite à la précédente. Elle traverse obliquement l'aponévrose périnéale moyenne, ou ligament de Carcassonne, qui la divise en deux parties. L'une, longue de 1 centimètre, se trouve entre la prostate et l'aponévrose et est contenue dans la loge prostatique ; l'autre, très courte, située en avant de l'aponévrose, est presque entièrement recouverte par le bulbe.

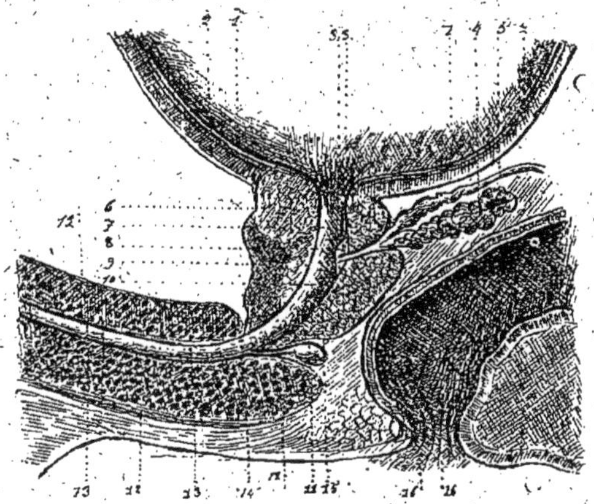

Figure 2, dessinée par l'auteur

Légende. — 1, 1. Vessie. — 2, 2. Parois de ce réservoir. — 3, 3. Fibres longitudinales antérieures de la tunique musculaire. — 4. Vésicule séminale. — 5. Canal déférent. — 6. Coupe antérieure du sphincter vésical et du lobe moyen de la prostate. — 7. Coupe postérieure du sphincter et du lobe moyen de la prostate. — 8. Conduit éjaculateur s'ouvrant au sommet du verumontamum. — 9. Coupe de la partie antéro-inférieure de la prostate. — 10. Coupe de la partie postéro-inférieure de la prostate. — 11. Glande de Cowper. — 12, 12, 12. Corps caverneux. — 13, 13. Région spongieuse de l'urèthre. — 14. Région membraneuse. — 15. Région prostatique. — 16, 16. Anus et rectum.

Région spongieuse. — Longue de 14 à 17 centimètres, selon les dimensions du pénis, cette région comprend l'urèthre mobile ou antérieur tout entier. Elle chemine dans la gouttière, formée en s'adossant l'un à l'autre comme les canons d'un fusil de chasse, par les deux *corps caverneux* ou *érectiles*, qui se terminent par deux renflements, l'un, antérieur, le *gland*, l'autre postérieur, le *bulbe*. — Le gland présente à son extrémité libre une fente verticale de 6 à 8 millimètres de diamètre qui porte le nom de *méat urinaire*. Un méat d'un diamètre inférieur est considéré comme étroit, et cette étroitesse peut être la cause de rétrécissements de l'urèthre et même de certaines maladies de la vessie. En arrière du méat existe une dilatation fusiforme, c'est la *fosse naviculaire*. — A la suite du bulbe, le canal se dilate et forme le *cul-de-sac* du *bulbe*; puis vient immédiatement après le commencement de la région membraneuse, désigné sous le nom de *collet* du *bulbe*.

Structure de l'urèthre. — L'urèthre est constitué de dedans en dehors par une muqueuse recouverte d'un épiderme, nommé *épithélium*, et des tissus sous-muqueux. La muqueuse de l'urèthre fait suite à celle de la vessie et revêt le canal dans toute son étendue. Sa coloration blanc rosé à l'état normal, se colore en rouge vif sous l'influence de la plus petite inflammation. Sa consistance, relativement faible, acquiert, par son adhérence intime au tissu cellulaire sous-muqueux, une résistance assez grande aux tractions du pénis et à la dilatation. Ce tissu cellulaire sous-muqueux contient dans son épaisseur un très grand nombre de cavités veineuses, réunies entre elles sous forme de plexus; des fibres élastiques rares dans l'urèthre postérieur, mais très abondantes dans l'urèthre antérieur où elles forment le *corps spongieux*, élément essentiel de l'organe copulateur; et enfin, dans la région membraneuse, des fibres musculaires lisses longitudinales et des fibres striées circulaires qui constituent un véritable *sphincter uréthral*, dont les *spasmes* fréquents ne permettent pas l'introduction de la plus petite sonde, mais que l'on évitera de prendre pour un rétrécissement, en se rappelant que le *spasme* n'est que temporaire et d'une durée relativement courte. Les artères, les veines, les nerfs et les lymphatiques de l'urèthre proviennent des sources les plus diverses ; leur description n'offrirait du reste que peu d'intérêt.

Aspect intérieur de la muqueuse de l'urèthre. —

Outre les papilles dont est parsemée la muqueuse uréthrale, on y voit deux saillies, la *valvule* de *Guérin* et le *verumontanum*, et un très grand nombre d'ouvertures qui sont : les *lacunes* de *Morgagni*, l'*utricule prostatique*, les *canaux éjaculateurs*, les *orifices* de la *prostate*, des *glandes* de *Littre* et de *Cowper*.

La *valvule* de *Guérin* est un repli de la muqueuse placé à la paroi supérieure de la fosse naviculaire, à 1 cent. 1/2, 2 centimètres au-delà du méat, qui peut arrêter la sonde dans le cathétérisme. Cet obstacle sera facilement évité en appliquant l'extrémité de la sonde contre la paroi inférieure du canal.

Le *verumontanum* est une crête de 1 millimètre d'épaisseur, de 2 millimètres de hauteur et de 10 millimètres de longueur, placée dans le sens du canal au-dessus de la prostate. Le sommet est occupé par l'orifice de l'*utricule prostatique*. C'est de chaque côté de cet orifice que débouchent les canaux éjaculateurs. A la base du verumontanum, on voit de chaque côté 6 à 8 petites ouvertures symétriques, rangées en ligne, par lesquelles la prostate déverse dans l'urèthre le liquide prostatique, dont l'abondance exagérée constitue un état morbide, la *prostatorrhée*.

La muqueuse des régions spongieuse et membraneuse montre de nombreux pertuis qui conduisent dans des cavités, *lacunes* de *Morgagni*, terminées en cul-de-sac et qui ne seraient que les orifices des canaux des *glandes* en grappe de *Littre*.

Les *glandes* de *Cowper* ou de *Méry* sont deux petites glandes en grappe, symétriques, de la grosseur d'un pois, situées dans l'épaisseur du ligament de Carcassonne, entre le bulbe et la partie membraneuse. Elles s'ouvrent sur la paroi inférieure de l'urèthre, vis-à-vis l'une de l'autre. Leur sécrétion est un liquide limpide, clair, très alcalin. Leur inflammation, nommée *cowpérite*, est la plupart du temps très grave.

Calibre et dimensions de l'Urèthre. — L'urèthre, en dehors de la miction, est une cavité virtuelle, c'est-à-dire dont les parois sont partout appliquées à elles-mêmes et que les sécrétions, plus ou moins abondantes, de la muqueuse empêchent d'adhérer entre elles. Quand la vessie se contracte, l'urine chassée au dehors dilate le canal et lui donne son calibre physiologique. Si le débit vient à diminuer, c'est que l'urèthre est obstrué, ou que la vessie a perdu de sa force de contractilité. — Le diamètre de l'urèthre est *variable* selon les *sujets*. D'après Otis, de New-York, il peut *souvent* admettre une sonde de 28 à 35 millimètres.

« Mais dans la pratique, il est prudent de s'en tenir à des chiffres
« moins élevés. Aller au-delà, c'est exposer le malade à des
« déchirures du canal et à toutes les conséquences qui peuvent en
« découler. » (Testut.) La longueur du canal varie aussi beaucoup.
Elle oscille entre 17 et 22 centimètres, selon la dimension du pénis.
Elle peut atteindre 30 et 32 centimètres dans l'hypertrophie de la
prostate. J'ai même soigné, il y a quelques mois, un prostatique
dont le canal mesurait 34 centimètres.

RÉTRÉCISSEMENTS DU CANAL
DE L'URÈTHRE
ET ÉCOULEMENTS ANCIENS

Traitement par l'Electrolyse linéaire

HISTORIQUE. — Les rétrécissements de l'urèthre sont d'une extrême fréquence. Ils peuvent avoir pour cause une *déchirure* accidentelle de la muqueuse du canal, un *faux pas* du coït, un *chancre syphilitique*, et même l'*onanisme*; mais le plus souvent ils sont produits par la *blennorrhagie*, dont ils sont la conséquence presque forcée. En effet, sous l'influence de l'inflammation blennorrhagique, le *pus*, après avoir détruit certaines parties de la couche épithéliale de la muqueuse, s'attaque à la muqueuse elle-même, puis au tissu cellulaire sous-muqueux, les modifie peu à peu, et les transforme en un tissu morbide, scléreux. Circonscrite d'abord, cette lésion s'étend bientôt, et envahit au point le plus enflammé toute la circonférence du canal dans une longueur variable, constituant ainsi un anneau de tissu scléreux, dont le diamètre ira toujours en diminuant.

Elastique au début, cet anneau scléreux, en vieillissant, perd son élasticité et devient de plus en plus dur, fibreux même. En avant du rétrécissement, l'urèthre diminue de calibre; en arrière, au contraire il se dilate et forme comme un sac, ou pour mieux dire une poche où l'urine s'arrête.

Bien souvent il survient dans cette poche enflammée et irritée, soit une sécrétion muco-purulente, soit purulente, dont la sortie se fait à tout instant ou seulement le matin au réveil, constituant ainsi la *blennorrhée* (goutte militaire). Dans cette sécrétion on trouve presque toujours le microbe affaibli de la blennorrhagie, le *gonocoque*, qui, sous l'influence du plus petit écart de régime, du plus petit excès, se ranime et ramène la période aiguë de la maladie, faisant ainsi croire à une nouvelle contagion.

Il résulte de ces faits, contrairement à ce que l'on croyait autrefois, que la *goutte militaire*, même la plus légère, est contagieuse, et que l'on ne doit pas se marier avant d'en être guéri. On sait aujourd'hui d'une façon irréfutable que la plupart des métrites, des salpingites, des ovarites, etc., etc., dont sont atteintes les femmes, sont le résultat de cette contagion.

Certains auteurs, et c'est aussi mon avis, ne craignent pas d'affirmer que la goutte militaire ne peut exister que dans un urèthre atteint d'un ou plusieurs rétrécissements. De là l'impuissance absolue de toutes les médications employées jusqu'à ce jour, et l'obligation rigoureuse d'avoir recours à la destruction du rétrécissement pour la guérir. Il est bien rare, en effet, que la goutte militaire dure plus de dix à quinze jours après la guérison du rétrécissement. Tous les jours il m'est donné d'observer ces faits.

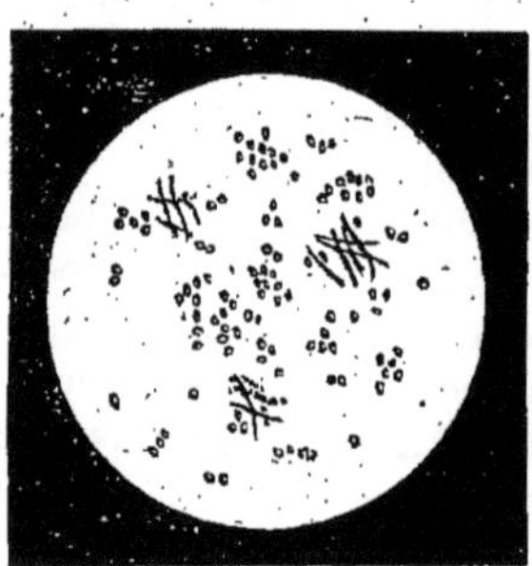

Figure 3, dessinée par l'auteur

Légende. — Préparation microscopique du gonocoque, microbe
de la blennorrhagie.

La nature des rétrécissements est très variable. Les uns sont *tendres*, et saignent au plus petit attouchement ; d'autres sont *durs, demi-durs*, ou très *durs, cornés*.

Leur dimension varie beaucoup aussi. Il y a des *rétrécissements étroits*, laissant à peine passer un fil ; d'autres ont 2, 3, 4, 5 millimètres de diamètre, ce sont les *moyens* ; certains autres enfin, dits *rétrécissements larges*, peuvent avoir plus de 7 millimètres de diamètre. « On sait depuis quelques années, à la suite des

« recherches de M. Otis, de New-York, et malgré la vive oppo-
« sition du Dr Guyon et de ses élèves, que tout le monde admet
« l'existence de rétrécissements de l'urèthre, connus sous le nom
« de *rétrécissements larges*..... Leur diagnostic même est assez
« délicat, puisque l'on doit considérer comme rétrécis *certains*
« *canaux* qui permettent cependant le passage à un explorateur
« n° 20, sans trahir *l'irrégularité* du calibre. » *Opinion Médicale*, numéro du 5 janvier dernier.

Voici encore ce que dit, sur cette question, mon savant
confrère le docteur Emile Forgue, dans le grand traité de chirurgie des professeurs Simon Duplay et Reclus, tome VII, page 961 :
« Ce n'est pas seulement le rétréci à sténose très étroite (*rétré-*
« *cissements étroits*), dont la vessie force sur l'obstacle passagère-
« ment augmenté par un spasme ou une tuméfaction congestive,
« qui est menacé de l'infiltration urineuse ; nous savons tous des
« exemples, et le Dr Vigneron en a relaté dernièrement deux belles
« observations, de malades dont le canal s'ulcère et dont le péri-
« née s'infiltre en arrière de *rétrécissements larges*. » L'un des
rétrécis du Dr Vigneron admettait dans son urèthre, sans forcer,
une bougie n° 20. J'ai opéré moi-même cette année un rétrécissement très élastique qui admettait facilement la bougie conique
olivaire n° 22 et qui cependant avait déjà causé des accidents de
rétention aiguë. Les *rétrécissements larges* se présentent le plus
souvent sous la forme d'anneaux *très élastiques*, qui apportent
généralement peu de modifications dans l'émission de l'urine et
qui néanmoins présentent tous les inconvénients des *rétrécis-*
sements étroits. Si les symptômes sont peu accusés, ils exposent à
l'improviste aux mêmes accidents.

Je me suis étendu un peu plus longuement sur les *rétrécisse-*
ments larges, parce qu'ils sont beaucoup plus fréquents et, la
plupart du temps, ignorés de ceux qui en sont atteints.

La lecture attentive des observations de guérisons des rétrécissements de l'urèthre renseignera du reste complètement sur
les rétrécissements *étroits* et *moyens*.

D'une façon générale, quand le rétrécissement est traumatique, c'est-à-dire quand il survient à la suite d'une déchirure
accidentelle de la muqueuse du canal (chute sur le périnée ou
rupture pendant le coït), il est le plus souvent unique. C'est le
contraire qui a lieu quand il est produit par la blennorrhagie ;
on en trouve alors à l'exploration de l'urèthre, deux, trois, quatre,
cinq, etc., etc., et rarement un seul. Ce fait découle naturellement

de ce qui a été dit plus haut relativement à l'action du pus blennorrhagique sur différents points de l'urèthre. J'ai eu l'occasion,
parmi les nombreux rétrécis qui viennent me consulter comme
spécialiste, de constater des rétrécissements multiples chez des
sujets qui n'en avaient qu'un seul un an auparavant, et qui
avaient attendu pour se faire soigner. J'ai remarqué cela non
seulement en présence de la goutte militaire, ce qui s'explique,
mais même en l'absence de tout écoulement. Il se passe en ce cas
le même phénomène dont j'ai parlé dans la description de l'urèthre à propos de l'étroitesse du méat et que l'on attribue à une
atteinte, sous une forme quelconque, à la vitalité des parois uré-
thrales.

Symptômes. — Ordinairement le rétrécissement passe longtemps inaperçu, surtout s'il est d'origine blennorrhagique. Au
début, le jet d'urine est modifié. Il peut être aminci, aplati,
bifurqué ou en arrosoir, en tire-bouchon ou en vrille. L'urine
est émise avec plus de lenteur. La poche dont j'ai parlé plus
haut, située en arrière du rétrécissement, devient un réservoir
pour l'urine, de sorte que lorsque le rétréci a fini d'uriner il est
obligé, pour évacuer l'urine restée dans la poche, de se secouer
à plusieurs reprises, et malgré cela il ne peut éviter de mouiller
son linge. Des éraillures, des ulcérations mêmes se font fréquemment dans cette poche et sont la cause de si violentes douleurs,
au passage de l'urine, qu'elles font redouter et reculer le besoin
d'uriner. Il en est de même du sperme, qui laisse dans le canal,
après son passage, une sensation douloureuse. Ce symptôme se
manifeste quelquefois le premier de tous. Bien souvent aussi, il
survient un écoulement qui fait croire à une blennorrhagie et
vient parfois troubler les ménages les plus unis. Des calculs d'un
certain volume se forment souvent dans cette poche et ne peuvent
disparaître qu'avec le rétrécissement.

Au fur et à mesure que l'anneau fibreux se resserre, la dilatation du canal, en arrière du rétrécissement, augmente, et il peut
même, par ce fait, survenir de la fausse incontinence d'urine. Enfin
la stricture du rétrécissement augmentant de plus en plus, le *jet
d'urine* diminue de volume et de force de projection, et le *rétréci*
arrive à uriner à ses pieds. Un peu plus tard l'urine ne sort plus
que goutte à goutte, et la strangurie, c'est-à-dire l'impossibilité
d'uriner, se produit au moindre écart de régime, au plus petit
refroidissement. Ainsi s'établit la rétention d'urine et la nécessité
d'avoir recours à la ponction pour vider la vessie. Or, on sait

que la ponction est toujours une intervention grave. Tels sont en général les symptômes ordinaires des rétrécissements de l'urèthre. Mais il est évident que quelques-uns de ces symptômes peuvent manquer ; parce que d'abord les symptômes sont en rapport avec la période de la maladie ; et puis parce que le rétréci peut avoir conservé une vessie en bon état et uriner à peu près convenablement.

Il peut se faire aussi, comme je l'ai décrit à propos des rétrécissements larges, que le rétrécissement étant très élastique se laisse facilement dilater par l'ondée de liquide urinaire et donne ainsi au rétréci l'apparence trompeuse d'une bonne miction.

Diagnostic. — La connaissance des antécédents de l'urèthre domine au point de vue du diagnostic. Le malade a-t-il reçu un coup, ou fait une chute sur le périnée ? A-t-il expulsé des calculs vésicaux ? A-t-il saigné par l'urèthre si peu que ce soit ? A-t-il eu une ou plusieurs blennorrhagies ? Ont-elles duré longtemps ? Se sont-elles succédées à intervalle assez rapproché ? Comment ont-elles été traitées ? A-t-il eu au cours de sa vie un échauffement, une inflammation quelconque, même passagère, du canal ? Le dossier morbide de l'urèthre une fois établi, on arrive aux accidents actuels. Le malade urine-t-il souvent, combien de fois le jour, combien la nuit ? Fait il des efforts pour uriner et à quel moment de la miction fait-il ces efforts ? Est-ce au commencement, ou à la fin ou pendant ? La sortie des dernières gouttes d'urine est-elle accompagnée d'une épreinte douloureuse ? Les contractions de la vessie sont-elles bonnes ? Y a-t-il eu des accès de rétention aiguë ? Existe-t-il de l'incontinence légère ? Il est indispensable de savoir qu'un jeune rétréci, à rétrécissements même *étroits*, peut ne présenter à l'émission de l'urine que des symptômes fonctionnels négligeables, grâce à la force de contractilité de sa vessie. La prostate n'est-elle pas congestionnée et ne fait-elle pas obstacle à la sortie de l'urine ?

Ce questionnaire terminé on procède à l'exploration de l'urèthre. On se sert pour cela d'un explorateur, sorte de sonde formée par une tige menue en gomme, flexible, de 30 à 32 centimètres de longueur, rattachée par une de ses extrémités à la partie la plus grosse d'une boule ovoïde, de façon à former talon. La boule, par sa petite extrémité, est destinée à explorer l'urèthre successivement, point par point, et à transmettre à l'observateur des sensations limitées à une toute petite portion du canal. C'est en quelque sorte un toucher intra-uréthral très délicat que l'on exerce. La boule, je suppose, a été introduite et a parcouru librement tout le canal ; c'est qu'il n'existe pas de rétrécissement. Est-elle arrêtée, au contraire, dans son parcours par un obstacle ; aussitôt l'arrêt perçu, on retire doucement l'explorateur après l'avoir saisi au niveau du méat. La distance entre le point de saisie de la tige et l'extrémité de la boule indique à quelle profondeur de l'urèthre se trouve le rétrécissement. Puis on introduit de nouveau des explorateurs à boules de plus en plus petites, jusqu'à ce qu'on puisse franchir. Le rétrécissement est enfin franchi ; si alors on retire doucement l'explorateur, l'anneau qui constitue le rétrécissement s'accroche sur le talon de la boule et transmet en sortant, au médecin et au malade, un *ressaut* très appréciable. La grosseur de la boule donne le diamètre du rétrécissement, et la distance sur la tige entre l'entrée postérieure de la boule dans l'anneau et sa sortie fixe sur sa longueur.

Tel est le moyen pratique que j'emploie pour explorer un urèthre et rechercher un rétrécissement. Il est évident que ce même procédé est applicable aux cas les plus complexes et qui comportent quatre ou cinq rétrécissements et même plus. Il ne faudrait pas compter dans cette exploration, remplacer l'explorateur à boule par des sondes ou des bougies ordinaires qui ne pourraient fournir que des indications vagues et non limitées ; et, à moins du reste que l'on se trouve en présence d'un rétrécissement étroit, il pourrait parfaitement se faire qu'un rétrécissement, même moyen, fût méconnu, étant donné que beaucoup de rétrécissements sont très élastiques et peuvent se laisser facilement distendre par une bougie conique, puis revenir sur eux-mêmes une fois la bougie retirée.

L'examen de l'urèthre peut encore être complété par la *lumière électrique* au moyen de l'*endoscope* qui permet de voir très facilement et très bien toutes les parties de l'urèthre et de fixer ainsi le diagnostic d'une façon définitive.

Complications et pronostic. — Comme on vient de le voir, dans la description des symptômes, le caractère principal de l'anneau fibreux qui forme le rétrécissement est de se resserrer de plus en plus. A un moment donné, la vessie se vidant avec peine, il se produit de fréquentes envies d'uriner, souvent accompagnées d'efforts douloureux pendant toute la miction et surtout vers la fin. J'ai même vu plusieurs fois, comme je le disais dans une de *mes dernières conférences*, ces efforts occasionner du côté du rectum des douleurs violentes, des pertes de sang, et la sortie de la muqueuse rectale. Il n'est pas rare de voir l'infiltration urineuse se faire par les éraillures du canal et produire des abcès urineux auxquels succèdent des fistules urinaires. Il arrive bien souvent aussi que des accès de fièvre urineuse, en tout point semblables à des accès de fièvre intermittente, éclatent et tuent en quelques jours, en quelques heures même, le malade qui a trop attendu à se faire opérer. Chez les rétrécis, il est fréquent de voir la *prostate* augmenter de volume et devenir le siège de douleurs assez vives dans la région périnéale et même d'abcès d'une extrême gravité. La *vessie* s'altère rapidement, elle s'hypertrophie, s'enflamme, se paralyse. Les *urines* deviennent ammoniacales et purulentes. Le *catarrhe vésical* survient bientôt avec toutes ses conséquences, et des *cystites* épouvantablement douloureuses torturent les malades obstinés et déterminent des néphrites purulentes dont ils meurent. Tels sont les accidents fréquents et redoutables auxquels sont exposés les rétrécis, sans compter la dépression morale, la diminution de l'appétit sexuel et plus tard l'impuissance génitale, qui font partie de ce cortège.

Conclusion : Il faut se faire opérer d'un rétrécissement dès qu'on en ressent les premiers symptômes, car toutes les complications décrites ci-dessus peuvent éclater chez un rétréci, au moment où il s'y attend le moins.

TRAITEMENT

Cinq procédés sont employés pour la guérison des rétrécissements de l'urèthre.

Ce sont : 1° l'*Uréthrotomie interne* ; 2° la *Dilatation* ; 3° la *Divulsion* ; 4° l'*Electrolyse linéaire* ; 5° l'*Electrolytique uréthrale*.

Uréthrotomie interne. — L'*Uréthrotomie interne* est une opération d'une haute gravité, qui consiste, au moyen d'un *Uréthrotome à lame tranchante comme un bistouri*, à sectionner aveuglément dans le canal l'anneau fibreux qui constitue le rétrécissement. Ce moyen vulgairement employé dans les hôpitaux de Paris, soit par routine, soit parce que les chirurgiens n'ont pas de l'Assistance publique, limitée dans ses dépenses, les instruments électriques nécessaires, fournit une statistique de résultats déplorables. Il n'est pas exagéré de dire qu'il y a 15 0/0 de morts parmi les opérés.

M. le Dr Tillaux, actuellement professeur de clinique chirurgicale à la Faculté de médecine de Paris, termine sa thèse d'agrégation par les conclusions suivantes :

« L'Uréthrotomie interne est une opération grave, qui entraîne « assez fréquemment la mort pour qu'on ne doive la pratiquer « que le plus rarement possible. L'Uréthrotomie interne n'a jamais « guéri un rétrécissement de l'urèthre.

« L'Uréthrotomie interne doit être absolument rejetée de la « thérapeutique comme méthode générale de traitement. »

Le célèbre Voillemier, dans son traité pratique des rétrécissements de l'urèthre, décrit les accidents graves et mortels qui sont la conséquence de l'Uréthrotomie.

Le Dr Després, mon illustre confrère, professeur agrégé à la Faculté de médecine de Paris, chirurgien de la Charité, ne craint pas de dire dans son *Traité de chirurgie journalière*, partageant en cela mon opinion :

« L'Uréthrotomie a déjà vécu. »

Le professeur Lefort, dans sa 8e édition de médecine opératoire de Malgaigne, dit à la page 565 : « Les cas de mort sont trop fréquents dans l'Uréthrotomie. »

Enfin, le Dr Grégory donne une statistique de quarante-trois uréthrotomies faites dans les divers services hospitaliers de Bordeaux, avec 18 0/0 de mortalité. « L'Uréthrotomie interne, dit-il, est dangereuse au point de vue de la vie du patient; et inutile au point de vue du bénéfice apporté. »

Le Dr Guyon et ses élèves veulent bien reconnaître qu'avant les pratiques aseptiques et antiseptiques, l'Uréthrotomie donnait une mortalité très élevée, mais ils se hâtent d'ajouter qu'il n'en est plus de même aujourd'hui. Je veux bien admettre que, grâce à l'asepsie et à l'antisepsie, le danger d'infection soit un peu diminué; mais le danger de l'hémorrhagie n'est-il pas resté toujours le même ! Les inconvénients de la dilatation de l'urèthre « à perpétuité » après l'Uréthrotomie, la section du tissu sain du canal par la la lame tranchante de l'uréthrotome, et les récidives forcées par formation de tissu cicatriciel à tous les points coupés, ont-ils donc disparu !

Voyons du reste un peu ce que disent eux-mêmes les élèves du Dr Guyon.

Dans les *Annales des maladies des organes génito-urinaires* de janvier 1891, le Dr Desnos, dit que : « de chercher au moyen de « l'Uréthrotomie interne une guérison d'emblée, radicale et défi- « nitive est une œuvre illusoire et dangereuse... qu'elle doit être « considérée comme une sorte d'opération préliminaire, destinée « à *faciliter* la dilatation et assurer les résultats. »

Le Dr Routier, chirurgien des hôpitaux, termine ainsi la des- cription qu'il fait de l'*Uréthrotomie* dans la *Médecine moderne*, n° 21, 1895 : « pour *maintenir sa guérison, il faut que le malade* « *continue à se dilater...* C'est le moment de leur faire bien com- « prendre *qu'ils ne sont pas radicalemen guéris;* qu'ils sont sous le « coup *d'une récidive* et qu'ils doivent par un *cathétérisme hebdo-* « *madaire, par exemple,* entretenir le calibre de leur canal... Si « vos malades vous écoutent, vous ne les reverrez plus ; dans le « cas contraire, après six mois, un an, deux ans, ce seront des « *récidivistes assurés.* »

Conçoit-on un rétréci qui s'expose à une opération aussi grave que l'Uréthrotomie, pour être obligé ensuite de se sonder toute sa vie au moins une fois par semaine.

Voici maintenant comment s'exprime sur les *sections invo- lontaires des parties saines* de l'urèthre, le Dr Bulhoès dans les annales déjà citées plus haut. Décembre 1895. « L'Uréthrotomie « de Maisonneuve ne sectionne pas seulement le rétrécissement, « mais aussi les parties saines du canal. Voillemier... croyait que « les scarifications produites par l'instrument pouvaient donner « lieu à d'autres rétrécissements, comme il *ressort* du reste d'une « observation publiée par le Dr Fillaux dans sa thèse d'agréga- « tion, page 89. Capables ou non de produire des rétrécissements, « ces petites scarifications de l'urèthre sain ont lieu et pro- « duisent des hémorrhagies. Ce que nous avons observé dans un « cas où nous avons été obligé d'interrompre l'opération avant « de sectionner le rétrécissement, *ouvrant* de la sorte autant de « *portes à l'infection.* »

Comme on vient de le voir par les citations ci-dessus, les plus grands chirurgiens de notre époque rejettent l'Uréthrotomie comme dangereuse, et les élèves eux-mêmes du docteur Guyon, tout en admettant comme très fréquentes les hémorrhagies, ne la considèrent que comme une opération préparatoire à la dila- tation et qui expose, par la formation d'un tissu cicatriciel, non seulement à la récidive des rétrécissements que l'on opère, mais encore à la formation de nouveaux rétrécissements.

Quant à moi, partageant l'avis de mes confrères, je considère l'Uréthrotomie comme une opération redoutable par ses dangers, et inutile, puisque ses résultats ne sont que temporaires.

Dilatation. — La dilatation consiste à introduire graduellement dans le canal de l'urèthre une série de sondes métalliques, appelées *bougies Béniqué*. Comme le mot lui-même l'indique, on dilate et *on ne guérit pas*. En effet, l'anneau fibreux, plus ou moins élastique, cède pour un temps à la dilatation, mais continuant son travail de transformation, il devient de plus en plus scléreux, de plus en plus dur, et il faut quand même en arriver à l'opération, c'est-à-dire, comme nous l'avons vu, à la section de la bride par la lame tranchante de l'uréthrotome. Il ne faut pas croire que la dilatation, même la mieux faite, n'est pas dangereuse. Elle expose le malade à des accès de fièvre urineuse terribles et répétés, car il faut deux ou trois mais, et quelque fois six, pour arriver à une dilatation convenable. Elle produit des uréthrites aiguës qui s'accompagnent d'écoulements abondants, dont le rétréci a de la peine à se débarrasser.

La dilatation doit donc être rejetée, d'une part, parce qu'elle ne constitue qu'un palliatif; d'autre part, parce que si elle ne comporte pas la gravité de l'Uréthrotomie, elle n'est pas sans danger et n'aboutit à *aucun résultat*.

La dilatation électrique, au moyen des boules de Newmann, ne vaut pas mieux et, comme telle, a été abandonnée par les hommes sérieux.

Divulsion. — La divulsion est une opération fort douloureuse qui consiste à *déchirer* le rétrécissement au moyen d'un *divulseur*. Elle présente d'une façon plus accentuée encore tous les dangers de l'Uréthrotomie, car si dans cette dernière opération on coupe aveuglément trop peu ou trop le rétrécissement et le *tissu sain* de l'urèthre, dans la divulsion on déchire *toujours*, avec le rétrécissement, de larges surfaces du canal dont la mort est la conséquence trente fois sur cent. Si l'on guérit de tant de désordres, les déchirures donnent naissance à un tissu cicatriciel, et trois ou quatre mois après il y a non seulement récidive, mais aggravation.

ÉLECTROLYSE LINÉAIRE

L'ÉLECTROLYSE linéaire, que j'emploie journellement et qui donne les *plus* prompts et les meilleurs résultats, est une des formes de l'*Electricité* appliquée à la chirurgie.

C'est une opération *sans douleur et sans danger*, qui permet aux rétrécis de vaquer, la plupart du temps dès le lendemain, à leurs occupations ordinaires ; tandis que l'Uréthrotomie, tout en exposant la vie du malade, le met dans la nécessité de garder le lit de quinze jours à un mois. L'*Electrolyse linéaire* est une opération qui ne donne pas une fois la fièvre sur cent, et quand elle la donne, c'est que toutes les précautions aseptiques et antiseptiques n'ont pas été prises, ou que l'on est en présence d'un sujet d'une nature spéciale et naturellement prédisposé. L'*Electrolyse* a à son actif une statistique de plus de cinq mille opérés sans un seul décès, je dirais même sans une seule grosse complication. Il m'a été donné bien souvent déjà d'électrolyser des docteurs, mes confrères, ainsi que beaucoup de pharmaciens, tant est grande leur confiance dans l'*Electrolyse linéaire*, et je me permets ici de les remercier de m'adresser journellement leurs rétrécis à mon Cabinet, 7, rue Rougemont, à Paris.

Qu'est-ce donc que l'*Electrolyse linéaire* ? C'est bien simple, et tout le monde, après les explications que je vais en donner, pourra la comprendre et l'expliquer.

L'*Electrolyse linéaire uréthrale* est une opération qui consiste à détruire, au moyen d'un courant électrique, le tissu fibreux du rétrécissement, en y creusant un sillon linéaire. On se sert pour cela d'un instrument appelé *électrolyseur*, sorte de sonde en gomme d'un petit calibre, très souple et très effilée à son extrémité inférieure. Cette sonde porte vers son milieu une petite *anse* de platine *non tranchante*, reliée, au moyen d'un fil en cuivre très flexible qui en parcourt la partie supérieure, au pôle négatif d'une pile à courant continu de Chardin. Le pôle positif est mis en communication avec une plaque en étain que l'on place sur la cuisse du patient.

Tout étant prêt pour l'opération, et *les soins aseptiques et anti-septiques* ayant été rigoureusement observés, j'applique l'anse de platine *non tranchante* de l'électrolyseur sur le tissu même du rétrécissement, et en même temps, je prends sur la pile autant d'éléments qu'il en faut pour obtenir un courant convenable : dix à vingt milli-ampères suffisent généralement. Au moment où la pile est en action, une destruction organique s'opère au point où l'*anse* de platine et le *rétrécissement* sont en contact, et en quelques minutes, je le répète à dessein, *sans douleur* et *sans danger ;* l'anse de platine a creusé à *froid* et presque toujours sans *une goutte de sang*, un sillon dans le tissu du rétrécissement. J'ai l'habitude, en sortant l'instrument, de creuser un deuxième sillon dans le rétrécissement ; de cette façon, j'ai la certitude, basée du reste sur l'expérience, d'éviter les récidives.

On n'a pas à craindre, comme avec la lame tranchante de l'uréthrotome, de creuser des sillons dans le tissu sain de l'urèthre, car aussitôt que l'anse non tranchante de l'électrolyseur a franchi le rétrécissement, on arrête le courant de la pile et rien ne fonctionne plus.

Ainsi, en deux ou trois minutes, l'*Electrolyse linéaire* d'un rétrécissement est faite *sans douleur, sans danger.* Un canal, dans lequel passait à peine une sonde de la grosseur d'un crin de cheval il y a deux ou trois minutes, peut maintenant recevoir, sans forcer, une bougie n° 20. Le jet d'urine, qui se faisait goutte à goutte, est redevenu presque subitement fort et bruyant.

La *lutte* a été rude contre l'Electrolyse ; aujourd'hui qu'il ne se fait plus autour d'elle qu'*un silence de commande*, il m'est bien permis de jeter un regard ironique sur ses adversaires. Ne prétendaient-ils pas qu'un courant de 10 à 20 milli-ampères, comme je l'emploie, ne pouvait franchir un rétrécissement avec une *anse non tranchante !* Cet argument, ou plutôt cette objection, car ce n'est pas un argument, ne put résister bien longtemps devant les expériences concluantes de M. d'Arsonval, professeur au Collège de France, dont l'autorité en pareille matière est incontestée de tous. Ils oubliaient, ou pour mieux dire ils ignoraient, que l'Electrolyse n'est pas seulement produite par l'intensité d'un courant continu, mais aussi par sa tension, et que cette tension est variable selon les sujets. Battus sur ce point, ils ont poussé le ridicule jusqu'à dire que le sillon était creusé dans le

tissu du rétrécissement par l'*anse non tranchante* portée au *rouge*
par le courant de la pile, car ils ne savaient pas davantage que
pendant toute la durée d'une électrolyse, les deux pôles ne
subissant *aucune élévation de température*, restent *froids*, et que

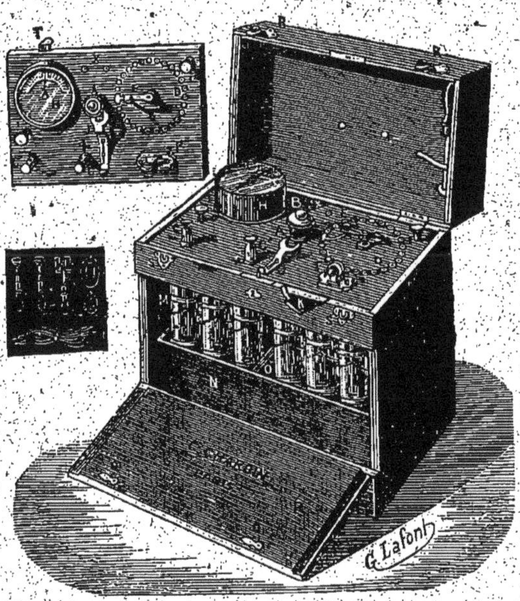

Figure 4

Légende. — Modèle de la pile à courant continu dont je me sers
pour mes électrolyses

c'est là justement ce qui permet d'opérer *sans douleur et sans
danger*. On croirait rêver en pensant à tout cela, et cependant ce
n'est ni un rêve, ni un roman ; tout cela a existé.

Pour que l'on ne puisse pas dire que je ne vois que par les
yeux de l'Électrolyse, je vais laisser à d'autres qu'à moi le soin
de l'apprécier.

« L'*Electrolyse*, dit le Dr Tillaux, mon savant confrère, pro-
« fesseur de clinique chirurgicale, est également un bon moyen
« qui poursuit d'ailleurs un résultat immédiat identique à celui
« de l'Uréthrotomie. » Il me semble que M. Tillaux aurait pu
ajouter : un résultat immédiat identique à celui de l'Uréthrotomie, mais *sans ses dangers, ses pertes de temps et ses récidives
forcées*. C'est un oubli, j'en ai la conviction.

Le *Journal d'Hygiène*, sous la plume de son rédacteur en chef, est plus précis, et voici comment il s'exprime sur l'*Electrolyse*. « Quand on songe qu'on peut substituer à l'opération, souvent « dangereuse, de l'Uréthrotomie, une opération toujours bénigne « comme celle de l'Electrolyse linéaire, n'a-t-on pas le droit « d'être surpris du silence obstiné que gardent sur ce merveilleux « procédé les journaux de médecine plus ou moins officiels et les « ouvrages inspirés par les professeurs de l'école de Paris ! »

Voici encore ce que dit sur cette question l'*Opinion médicale*, dans ses nᵒˢ de janvier et de février 1897 : « L'Electrolyse a fait « ses preuves depuis une dizaine d'années, le nombre de ses « succès ne se compte plus... Il n'est pas un observateur de « bonne foi qui ne reconnaisse les avantages de l'Electrolyse sur « l'Uréthrotomie. L'Electrolyse dispense de la dilatation *à perpé-* « *tuité*, et n'expose pas à blesser l'urèthre dans ses parties saines. « On ne saurait trop le répéter, toute section de l'urèthre est « l'origine fatale d'un rétrécissement plus ou moins rapide... « Avec l'Electrolyse un accident de ce genre ne peut jamais « arriver, puisque l'agent de destruction du rétrécissement ne « coupe pas, ne sectionne pas. »

Enfin, dans sa thèse inaugurale : « *Contribution à l'étude du traitement des rétrécissements de l'urèthre par l'Electrolyse linéaire* », soutenue tout dernièrement devant la Faculté de médecine de Paris, sous la présidence du professeur Guyon, le Dʳ Mardrus donne la conclusion suivante : « Cette opération « (l'*Electrolyse linéaire*) se recommande surtout en raison de son « inocuité et de la sécurité avec laquelle on peut la pratiquer, en « raison de la douleur nulle ou insignifiante, et enfin en raison « des résultats qu'elle fournit et de l'absence des graves compli- « cations post-opératoires. »

Comme on le voit, la méthode a fait ses preuves. Elle vient de triompher d'une façon définitive devant la Faculté de médecine de Paris elle-même. Il a bien fallu s'incliner devant les faits, devant le progrès.

Que d'existences humaines auraient été épargnées sans l'entê- tement de certains grands maîtres de la science, qui se faisaient les détracteurs systématiques d'une opération, parce qu'elle n'était pas *officielle*, c'est-à-dire qu'elle ne venait pas *d'eux*. L'*Electrolyse linéaire uréthrale* est dès maintenant à l'abri de toute attaque scientifique et pratique. Les récidives sont moins fréquentes qu'avec les autres procédés et surtout avec ma manière d'opérer à double effet, comme je l'ai décrit ci-dessus.

En somme, je le répète, l'*Electrolyse est l'opération de choix des rétrécissements. Elle est sans douleur, sans danger, sans effusion de sang et sans perte de temps.* J'ai vu des rétrécis m'arriver de *Bordeaux*, de *Marseille*, de *Lille*; je les opérais le jour même de leur arrivée, et le lendemain ils reprenaient le train pour leur pays. Je dois dire, cependant, que les choses ne se passent pas toujours ainsi, et que j'ai quelquefois gardé des opérés deux ou trois jours à Paris. Tout cela est évidemment en rapport avec la gravité de leur état.

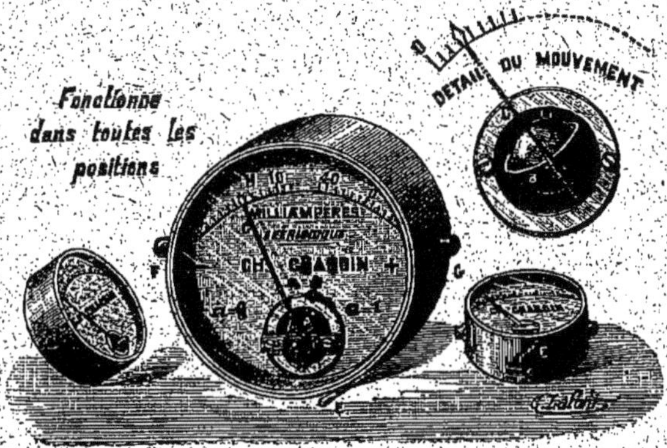

Figure 5

LÉGENDE. — Modèle du Galvanomètre apériodique que j'emploie pour mesurer le courant électrique de mes électrolyses

ÉLECTROLYTIQUE URÉTHRALE

'AI dit dans le chapitre précédent que l'Electrolyse linéaire, comme je la pratique journellement, était d'une façon générale le procédé de choix pour la guérison des rétrécissements ; j'aurais même dû ajouter qu'elle s'impose comme un devoir aux rétrécis. Mais il faut reconnaître, d'après mes statistiques, que parmi les rétrécissements *durs*, il s'en trouve au moins 5 p. 100 qui ne se laissent en rien influencer par l'anse non tranchante de l'électrolyseur, et chez lesquels l'électrolyse linéaire est complètement impuissante. L'état actuel de la science ne permet du reste pas d'expliquer pourquoi certains rétrécissements *durs* ne sont pas détruits par l'Electrolyse, quand elle détruit si rapidement certains autres rétrécissements paraissant aussi *durs*, aussi *fibreux*, aussi *cornés* même. Quoiqu'il en soit, l'expérience clinique m'en a fourni souvent des exemples, et en présence de faits cliniques, il n'y a pas à discuter, un fait est un fait et voilà tout. Quelle conduite convient-il donc de tenir dans ces cas très difficiles ? Fera-t-on l'Uréthrotomie *interne* comme on la pratique, avec tous ses dangers et ses pertes de temps ? Fera-t-on l'Uréthrotomie *externe* en taillant au bistouri une boutonnière dans le tissu externe de l'urèthre ? Ce n'est pas mon avis, et je rejette ces deux opérations avec autant de force qu'un chirurgien doit rejeter une opération qui fait courir des dangers à ses malades. Je pratique dans ces cas une opération que j'ai appelée *électrolytique uréthrale*. Je me sers pour cela d'un instrument qui se compose de trois parties essentielles :

1º D'un cathéter métallique à concavité antérieure, de 30 centimètres de long et de 2 millimètres 1/2 de diamètre, recouvert d'une couche de gomme isolatrice, et parcouru dans sa concavité toute entière par une cannelure, sauf à son extrémité inférieure qui se termine par un pas de vis ;

2º D'une tige métallique surmontée à sa partie supérieure par une borne destinée à recevoir le *pôle positif* d'une pile à courant continu, et terminée par une *anse* en *argent*, légèrement aiguë de chaque côté d'un angle obtus *non tranchant*;

3º D'une bougie filiforme qui peut se visser sur le cathéter.

Tout étant prêt pour l'opération et tous les soins aseptiques et antiseptiques de la vessie et de l'urèthre ayant été très rigoureusement observés, j'anesthésie le canal avec cinq grammes d'une solution de chlorhydrate de cocaïne de 1 p. 100. Puis j'introduis dans la vessie la bougie filiforme sur laquelle je visse le cathéter que je dispose à recevoir la tige. L'anse d'argent, dont l'angle obtus est mousse, est portée sur le rétrécissement même, sans le plus petit danger de blesser l'urèthre dans ses parties saines. Le pôle positif *occupe* la tige qui porte l'*anse d'argent*, le négatif, relié à une plaque d'étain recouverte d'une peau de chamois, est appliqué sur la cuisse; la pile est prête, il n'y a plus qu'à ouvrir le courant. Je tiens de la main gauche le pénis tendu sur l'instrument mobile dans la vessie; de la main droite je dirige la borne de la tige. L'aide ouvre alors le courant et donne, en 3 ou 4 minutes, 4, 5, 6 milliampères, jusqu'à 12. Que se passe-t-il alors entre l'anse d'argent et le tissu de rétrécissement? Simplement une action électrolytique *secondaire*, au cours de laquelle il se forme au point de contact de la partie aiguë de l'anse d'argent et du rétrécissement, sous l'influence du pôle positif, de l'oxychlorure d'argent naissant, dont la puissance hémostatique empêche toute hémorrhagie et bouche par sa grande puissance microbicide toutes les portes à l'*infection*. Ainsi en trois ou quatre minutes l'opération est faite sans douleur. Je suis l'inventeur de cette opération, mais je dois reconnaître que je n'ai pas d'autre mérite que celui d'avoir appliqué, à la guérison des rétrécissements de l'urèthre, l'action électrolytique *secondaire*, si bien étudiée pour le cuivre rouge par le docteur Gautier en 1891.

Je pratique depuis longtemps déjà l'électrolytique dans les rétrécissements inopérables par l'électrolyse linéaire et je n'ai jamais eu l'ombre d'une complication.

Dans un ordre d'idée un peu différent, mais qui prouve bien la valeur de mon procédé, le docteur Boisseau du Rocher vient de faire à la Société de chirurgie, 21 avril 1897, une communication sur l'action hémostatique de l'oxychlorure d'argent naissant dans les pertes utérines qu'il traite ainsi avec le plus grand succès.

En somme, mon opération électrolytique est sans danger;

elle ne produit pas d'hémorrhagie, n'ouvre pas de porte à l'infection, et la plupart du temps ne nécessite pas de sonde à demeure. C'est une opération merveilleuse, dans laquelle le tissu sain de l'urèthre n'est jamais touché et ne peut l'être, et enfin qui met à l'abri des récidives. Quand l'électrolyse linéaire est impossible, l'électrolytique uréthrale réussit toujours.

OBSERVATIONS DE GUÉRISONS

DE RÉTRÉCISSEMENTS DU CANAL DE L'URÈTHRE PAR L'ÉLECTROLYSE LINÉAIRE.

Dans le nombre considérable de guérisons de rétrécissements du canal de l'urèthre par l'*électrolyse linéaire* que je possède, je détache un groupe des plus remarquables, pour les mettre sous les yeux du lecteur. Je commence par quelques-unes des lettres que l'on m'a autorisé à publier. Si dans les autres observations, le nom des malades ne figure pas, eu égard au secret professionnel, en revanche je cite le nom des médecins qui ont assisté à mes opérations.

Labastide-Rouairoux (Tarn), le 12 février 1897.

A Monsieur le docteur Bazénerie, à Paris,

Mon cher Monsieur et très honoré confrère,

Depuis que j'ai quitté la capitale, pour rentrer dans mes foyers, c'est-à-dire depuis le 4 février courant, je suis encore sous le charme du magnifique résultat que vous avez obtenu sur moi par l'opération de l'électrolyse linéaire. Je connaissais bien déjà bon nombre de guérisons semblables que vous aviez à votre actif, mais j'étais en droit de me demander si tous les cas de rétrécissements de l'urèthre, offraient la même gravité que le mien, eu égard à leur ancienneté, et aussi à l'âge des sujets traités ; car il ne faut pas oublier que mon rétrécissement de cause traumatique remontait à plus de dix ans et que je vais accomplir ma soixante-dixième année. Aussi mon état m'inspirait-il déjà de vives inquiétudes, car il n'était plus possible de se faire la moindre illusion sur l'issue fatale qui m'attendait ; c'est pourquoi la souffrance morale égalait la souffrance physique. Je ne suis, certes, pas pusillanime, mais j'avoue que par moment, je me sentais pris d'un découragement complet. Un fait tout particulier s'était produit au début pendant cinq ou six fois, j'avais été pris, — sans causes appréciables — d'un violent frisson, à la suite duquel il était survenu une forte hématurie, le canal étant d'ailleurs encore assez libre. A partir de ce moment je commençais à éprouver un peu de difficultés dans la miction et peu à peu le rétrécissement s'accentuait de plus en plus. Bientôt les besoins devinrent plus fréquents et s'accompagnèrent de vives souffrances au niveau du col et dans la région prostatique, avec une grande lourdeur dans le périnée, au point de me faire craindre la présence d'un petit calcul dans le voisinage du col, ou une lésion profonde de la prostate ; cependant, malgré toutes mes appréhensions, il me venait parfois une lueur d'espoir, en songeant que mon client et ami M....., que je vous avais adressé au mois d'août 1895 avec une entière confiance, était revenu parfaitement guéri d'un double rétrécissement, que j'avais traité en vain par la dilatation pendant plusieurs mois de suite. Moi aussi j'avais essayé de la dilatation, mais le numéro des bougies que je parvenais à introduire dans mon canal, allait toujours baissant, jusqu'à ce qu'enfin le n° 5 ne passa plus.

C'est alors que les besoins devinrent plus fréquents encore, et la miction plus difficile. J'étais obligé de recourir à toutes sortes de manœuvrse pour vider la vessie, tant bien que mal : en dernier lieu je me trouvais assez bien d'une pression méthodique, d'arrière en avant sur la portion du canal qui se trouvait dilatée en arrière du rétrécissement, où il formait ampoule. Mais tout cela demandait du temps et s'accompagnait de vives souffrances ; car la vessie, impuissante à se débarrasser, était prise de contractions très violentes et très douloureuses. Je dois ajouter, pour compléter ce navrant tableau, que depuis plus de six mois les désordres s'accompagnaient d'une incontinence goutte à goutte, surtout pendant le sommeil. C'était le trop plein qui s'écoulait. Voilà dans quelle triste condition j'ai pris le parti de m'adresser à vous, pour essayer de l'électrolyse qui avait du reste si bien réussi chez mon excellent ami M...... Eh bien ! comme lui, dans quelques secondes et avec une souffrance insignifiante, j'ai été complètement débarrassé de toutes mes misères. Immédiatement après l'opération une bougie n° 20 a pu être introduite sans peine dans le canal, alors que l'avant-veille, jour de mon arrivée à Paris, vous n'aviez pu faire pénétrer qu'avec difficulté une bougie de la grosseur d'un fil. Depuis ce moment, je n'ai éprouvé aucune trace de fièvre, bien que je n'aie pas pris le moindre ménagement ! Le canal est resté parfaitement libre. Le jet est fort et bruyant, toutes les douleurs du col et de la prostate ont disparu. Je suis en un mot tout-à-fait bien, et rien ne me fait prévoir le moindre semblant de récidive, car d'après vos prescriptions je me suis sondé aujourd'hui et j'ai pu introduire, sans la moindre difficulté, les n° 17, 18, 19 et jusqu'au n° 20, ce qui signifie que le canal conservera bien son calibre. Après un résultat semblable, n'est-on pas en droit d'affirmer que l'électrolyse linéaire, mise en jeu et dirigée par une main habile et exercée comme la vôtre, constitue le traitement le plus efficace des rétrécissements de l'urèthre, parce qu'il est le plus prompt, le moins douloureux et le moins dangereux de tous ? Quant à moi, s'il m'était permis d'émettre à cet égard mon humble avis, je n'hésiterais pas à dire que cette méthode est bien supérieure à toutes celles qui avaient été préconisées jusqu'à ce jour. Veuillez agréer, Monsieur et très honoré confrère, avec l'expression de ma vive reconnaissance, l'hommage de mes meilleurs sentiments confraternels.

Dr Léon Aussillous,
Médecin à Labastide-Rouairoux (Tarn).

P. S. — Il va sans dire, mon cher confrère, que je vous autorise pleinement à faire de ma lettre tel usage que vous jugerez utile, dans l'intérêt de la science et surtout des malheureux rétrécis.

Paris, le 3 janvier 1895.

Cher docteur Bazénerie,

J'ai lu votre brochure, et je suis frappé de la justesse des annotations qu'elle contient. Toutes les phases de la terrible maladie y sont décrites de la façon la plus fidèle. Etant passé par ce calvaire, j'en ai éprouvé toutes les épouvantables douleurs et suis heureux de pouvoir constater publiquement l'énorme soulagement que j'ai éprouvé, aussitôt l'opération terminée au moyen de l'*électrolyse*. Depuis cette opération que vous m'avez faite sans aucune douleur, j'urine avec satisfaction, tandis qu'avant j'appréhendais quand je devais satisfaire ce besoin. Je profite de cette occasion pour vous remercier, cher docteur, vous qui m'avez rendu à l'existence, par votre système de guérison par l'*électrolyse*, que je conseille à toute personne atteinte de la terrible maladie.

Veuillez agréer, cher docteur, l'assurance des sentiments de reconnaissance de votre tout dévoué.

N. Klein,
Mécanicien graveur,
86, faubourg Saint-Denis, Paris.

Paris, le 6 mars 1897.

Mon cher docteur Bazénerie,

Il y a maintenant près de trois ans, que vous m'avez opéré de mes rétrécissements, et je n'ai pas eu de récidive. Je puis donc dire que je suis complètement guéri. Mon jet d'urine, volumineux et bruyant, peut être lancé à plus d'un mètre, et je n'éprouve plus aucune douleur. Je ne saurai jamais assez vous remercier de cette guérison, et vous autorise à publier mes lettres, afin que les malheureux rétrécis qui pourraient avoir des doutes sur votre méthode s'adressent à moi pour avoir des renseignements. J'ai passé hier la sonde n° 24. Veuillez agréer, mon cher docteur, l'assurance des meilleurs sentiments de votre tout dévoué.

N. Klein,
Mécanicien-graveur,
86, faubourg Saint-Denis, Paris.

Neuilly-sur-Seine (Seine), le 4 mars 1897.

Monsieur Bazénerie,

Atteint, depuis 1882, de deux rétrécissements très serrés de l'urèthre, un à 0,14 cent. du méat et l'autre à 0,17 cent., vous m'avez opéré, je puis dire sans douleur, le 15 mars 1895. Depuis cette époque, je vais très bien, j'urine admirablement et sans la plus petite gêne. En un mot, je vais très bien, et j'ai la certitude que je n'aurai pas de récidive, car j'ai passé avant-hier le n° 22 avec la même facilité qu'il y a un an. Mon canal a donc conservé le calibre que vous lui avez donné lors de mon opération. Je vous suis très reconnaissant, Monsieur le docteur, de m'avoir guéri. J'ai la conviction, que la publication de ma lettre pourrait être utile aux personnes atteintes comme moi, aussi je vous engage à l'insérer dans votre brochure. Il est quelquefois si utile de rencontrer des spécialistes de votre valeur. Que serais-je devenu moi-même sans vous ?

Veuillez agréer, Monsieur le docteur, avec mes remerciements, l'expression de mes meilleurs sentiments.

Churlet,
Employé à la Compagnie française du Phénix
et fabricant de parapluies,
145, avenue de Neuilly, à Neuilly-sur-Seine (Seine).

3

Besançon, le 26 février 1897.

Monsieur le Docteur,

Dans six jours, c'est-à-dire le 4 mars prochain, il y aura deux ans que vous m'avez opéré de deux rétrécissements de l'urèthre très graves, et dont je souffrais depuis vingt-deux ans, ayant été réformé pour cela. Je ne vous ai pas donné de mes nouvelles, avant d'être sûr et certain que je n'aurais pas de récidive. Aujourd'hui j'urine aussi bien qu'il y a vingt-cinq ans et j'en ai 43. Je vois bien que je suis guéri radicalement. Je suis encore sous le charme de votre opération d'*électrolyse linéaire* qui a duré une minute, je crois, et que du reste je n'ai pas senti. Je puis dire que je n'ai pas eu un instant de malaise.

L'électricité est un moyen merveilleux, qui n'a d'égal que votre habileté à la diriger. Je saurai gré toute ma vie à mon pharmacien de Besançon qui, en me donnant votre adresse, m'a sauvé la vie, car je n'urinais plus que goutte à goutte et je sentais bien que j'allais mourir. Ma femme se joint à moi pour vous remercier de vos bons soins et de ma guérison. Je vous autorise à publier ma lettre, estimant que c'est rendre service à l'humanité que de faire connaître des hommes savants et habiles comme vous.

Recevez, cher docteur, tous mes remerciements.

Armand VOUNEY.
Horloger,
12, rue de Vignée, à Besançon (Doubs).

Paris, le 19 mars 1897.

Monsieur le Docteur,

Quand je suis allé chez vous, au mois de décembre dernier, me faire opérer par l'électrolyse linéaire de mes rétrécissements, je souffrais des reins et l'émission de l'urine commençait à être difficile. J'avais déjà subi l'uréthrotomie interne pratiquée par le docteur Desnos, et il y avait récidive. Vous m'avez opéré sans aucune douleur et par la suite je n'ai pas ressenti de fièvre, comme avec l'uréthrotomie. Je suis parti de chez vous et j'ai pu faire une longue course sans en ressentir aucune fatigue. Je suis très content de votre opération merveilleuse, qui me donnera, je l'espère, une guérison sans récidive, ce qui n'a pas été le résultat de l'uréthrotomie interne. Je vous remercie beaucoup, cher docteur, et je vous autorise à publier ma lettre dans la galerie de vos guérisons.

Veuillez agréer, Monsieur le docteur, toute ma reconnaissance.

E. CAILLAT,
Archiviste de la Compagnie de l'Ouest,
96, rue de l'Aigle, à Courbevoie (Seine).

NOTA. — J'ai en ma possession plus de quatre cents lettres de ce genre que je pourrais publier, si le format de ce Traité me le permettait.

Rétrécissement unique. — Electrolyse linéaire

M. P..., à Paris, homme fort et vigoureux, âgé de 48 ans, est atteint depuis deux ans d'un rétrécissement de l'urèthre qui l'oblige à uriner douze à quinze fois par jour, avec des efforts extrêmement douloureux. Ses urines sont ammoniacales. Pris à l'improviste d'une cystite aiguë qui augmente encore ses souffrances, il me fait appeler. J'explore son canal et je constate un rétrécissement très serré à 14 centimètres du méat. La prostate est normale. Il réclame mon intervention immédiate et je l'opère en présence de son médecin, mon éminent confrère, le Dr Vialle, de Paris, chevalier de la Légion d'honneur. J'introduis avec peine, par sa pointe très effilée, un électrolyseur, et en une minute je franchis son rétrécissement, avec 18 milli-ampères donnés par 14 éléments. L'opération est faite à blanc, car je n'ai pas une goutte de sang, et sans douleur, car le malade déclare n'avoir rien senti. Je lui passe aussitôt les n°s 19, 20 et 21 de la filière Charrière avec la plus grande facilité. Puis, je lui remplis la vessie d'eau boriquée à 3 0/0, qu'il urine devant nous à sa grande joie, avec un jet fort et bruyant. Ainsi ce canal, dans lequel passait à peine une bougie d'un millimètre, il y a deux minutes, reçoit sans forcer une bougie de 9 millimètres. Ce malade est complètement guéri, et je possède de lui une lettre de remerciements dans laquelle il traite sa guérison de « guérison miraculeuse ».

M. D..., comptable à Paris, vient à mon cabinet me consulter pour une rectite avec perte de sang et chute de la muqueuse rectale. Il me dit aussi qu'il urine souvent, huit ou dix fois par jour, deux fois par nuit, avec des efforts considérables et très douloureux. Interrogé sur ses antécédents blennorrhagiens, il m'accuse une blennorrhagie remontant à deux ans et lui ayant laissé un léger suintement le matin. Je lui explique que les accidents qu'il éprouve du côté du rectum doivent avoir pour cause ses grands efforts pour uriner. J'explore son canal et je constate un rétrécissement de 2 millimètres à 12 centimètres du méat. Je l'opère, le 26 octobre dernier, en présence de mon sympathique confrère, le Dr Saison, de Paris. En 40 secondes, et avec 18 milli-ampères fournis par 12 éléments Chardin, je franchis le rétrécissement. Son canal admet aussitôt le n° 20 de la filière Charrière. Ce malade, très nerveux et très affaibli par ses douleurs et ses pertes de sang venant du rectum, déclare avoir senti une *légère piqûre* au moment où j'ai franchi le rétrécissement. L'opération a été faite à blanc, sans une goutte de sang. Le rétrécissement est très bien guéri et le malade urine admirablement et sans le moindre effort. Le rectum va beaucoup mieux et guérira facilement maintenant.

Rétrécissements multiples. — Electrolyse linéaire

M. A... (Henri), 28 ans, cuisinier, demeurant à Asnière (Seine), actuellement à Nice, a eu une blennorrhagie en 1886, étant soldat. Soignée par les moyens ordinaires, cette blennorrhagie existait encore 15 mois après son début, lorsqu'il ressentit les premiers symptômes d'un rétrécissement. En 1888, il est traité de son rétrécissement par les *bougies Béniqué*. Récidive et stricture plus grande quatre mois après la *dilatation*. En 1892, ce malade éprouve de très grandes difficultés à uriner et, se trouvant à cette époque à Marseille, il se fait opérer par l'*Uréthrotomie interne*. Fièvre intense à la suite de l'opération, par infection générale urineuse. Il est obligé de garder le lit 3 mois, pendant lesquels il est exposé à la mort. 2 ans 1/2 après, récidive, le malade urine goutte à goutte avec de très grandes souffrances. Il est devenu impuissant. C'est dans cet état qu'il se rend à mon cabinet. J'explore son canal et je constate deux rétrécissements :

un à 14 cent. 1/2 du méat, l'autre à 16, très serrés. La prostate est volumineuse. Le canal est très sensible. Je l'opère le vendredi 29 novembre, en présence d'un médecin anglais, le D' Poucillon, qui était venu à Paris tout exprès pour me voir opérer. Durée de l'opération, une minute et demie, avec 22 milli-ampères donnés par 16 éléments. Les deux rétrécissements étaient très durs, presque cornés. De suite après l'opération, je passe une bougie n° 20. Le malade déclare n'avoir rien senti, mais il m'affirme qu'il aura la fièvre, étant sujet à des accès de fièvre intermittente. Je le revois quelques jours après et j'apprends qu'il n'a pas eu une minute de fièvre. Son jet d'urine est gros et sonore, en un mot son canal est et restera guéri. Mais le volume de sa prostate ne lui permet pas de passer dans son canal un autre numéro que le 20. Il passera 24 dans quelques mois, quand sa *prostate* aura repris son volume normal. Ce malade me dit dans une lettre de remerciement, « qu'il bénit tous les jours la Providence de l'avoir mis entre mes mains ». Il est guéri de son impuissance.

M. P..., à Paris, 32 ans, ingénieur ; tempérament éminemment fiévreux et nerveux, constitution médiocre, m'est adressé par mon distingué confrère le D' Lambert, de Paris.

Blennorrhagie remontant à dix ans, deux rétrécissements situés à 3 centimètres du méat et à 13, très serrés. Envies fréquentes d'uriner avec efforts douloureux. Le malade est un urinaire, il sent l'ammoniaque à plein nez. Il se lamente sur son état. Je l'opère, le 14 décembre, par l'*Electrolyse linéaire*, en présence de mon confrère le D' Saison, de Paris, en une minute et demie, sans douleur, sans une goutte de sang, avec 20 milli-ampères fournis par 11 éléments.

Je lui passe une bougie n° 20 et lui remplis la vessie d'eau boriquée à 3 0/0, qu'il urine aussitôt avec un jet puissant. Ce malade croit rêver de son changement d'état. Je le revois huit jours après, il est toujours aussi étonné d'une guérison aussi rapide et aussi merveilleuse. Je lui introduis le n° 24. Il est complètement guéri.

M. L..., épicier à Saint-Ouen (Seine), 29 ans. Sept à huit mictions par jour peu douloureuses, une seule la nuit ; léger suintement le matin au réveil dont il ne peut se débarrasser. Deux rétrécissements, l'un à 14 centimètres du méat, l'autre dans la région prostatique. Je l'opère, le 14 décembre (même jour que le malade ci-dessus), en trente-deux secondes avec 24 milli-ampères fournis par 18 éléments. Introduction d'une bougie n° 24. N'a pas eu de fièvre, opération merveilleuse. Dix jours après l'opération, la goutte militaire du matin n'existe plus et l'appétit sexuel est revenu. Cette opération a été pratiquée en présence de mon honoré confrère M. le D' Cahen, de Saint-Denis.

M. P... (Honoré), 27 ans, mécanicien-dentiste ; tempérament faible et nerveux. Blennorrhagie remontant à huit ou dix mois, qui avait été réchauffée sur une vieille *goutte militaire*. Envies d'uriner fréquentes, dix à douze fois par jour, deux ou trois fois la nuit, douleurs continuelles dans le canal avec chatouillement. Rétrécissements *larges* à 12 centimètres 1/2 et à 15 du méat. Je l'opère le 14 décembre (même jour que les deux malades ci-dessus), en quarante-six secondes, avec 22 milli-ampères donnés par 14 éléments. L'opération est faite à blanc, sans une goutte de sang, et le malade déclare n'avoir perçu aucune douleur. Je lui introduis une bougie nº 20 et lui fais un lavage antiseptique à l'eau borico-phéniquée. Le malade n'a pas eu de fièvre ; il est aujourd'hui complètement guéri de ses rétrécissements et de son écoulement. Les érections sont redevenues normales.

Ce malade confirme ce que je dis dans cette brochure des *rétrécissements larges* qui présentent autant d'inconvénients que les *rétrécissements étroits*.

M. H..., 48 ans, marinier, habitant le département du Nord, est adressé à mon cabinet, le 19 décembre, par son pharmacien. Deux blennorrhagies à 21 ans. Fréquentes envies d'uriner avec efforts non douloureux. L'appétit sexuel est très diminué, les érections sont *molles*. Je trouve à l'exploration de son canal six rétrécissements, un à 2 centimètres du mat, puis à 3, à 5, à 7 1/2, à 12 et à 16, un véritable chapelet. Je l'opère le jour même sur sa demande, en présence de mon distingué confrère le Dʳ Cortot, de Paris. En deux minutes, je franchis les six rétrécissements avec 24 milli-ampères donnés par 15 éléments. Je lui introduis un nº 20 et lui fais un lavage antiseptique. Le jet est volumineux et sonore. Le malade, revenu à mon cabinet deux jours après, n'a pas eu la fièvre. Je lui introduis un nº 23 et un peu de sang apparaît au méat. Je lui fais un lavage antiseptique et tout rentre dans l'ordre. Malgré la gravité du cas — six rétrécissements très durs — ce malade va bien et guérira complètement s'il se passe tous les quinze jours, pendant *six mois*, les bougies nᵒˢ 18, 19, 20 et 21 coniques olivaires filière Charrière.

M. L..., à Paris, 37 ans, m'est adressé par mon distingué confrère le Dʳ Dupont, de Paris. Blennorrhagie remontant à 8 mois. Goutte militaire que rien n'a pu guérir. A l'examen microscopique, je retrouve dans le pus de sa blennorrhée le microbe de la blennorrhagie, le gonocoque ; 7 à 8 mictions douloureuses par jour, pas la nuit. Deux rétrécissements moyens, l'un à 18 cent. 1/2 du méat, l'autre à 18. Je l'opère le même jour que le malade ci-dessus, le 19 décembre, en présence du Dʳ Cortot, et je franchis les deux rétrécissements en 22 secondes avec 16 milli-ampères fournis par 11 éléments Chardin. Une bougie nº 20 est aussitôt introduite dans son canal et une nº 24 dans les séances suivantes. Le malade urine admirablement ; sa goutte militaire est guérie.

M. P..., cité Talma, Paris, employé supérieur dans un grand magasin de Paris, 48 ans. Homme fort et vigoureux, a eu une *seule* blennorrhagie dans sa jeunesse. Pour le moment, il urine huit ou dix fois par jour et est obligé de se sonder tous les cinq ou six jours. Il y a quinze mois, il a subi à Necker l'*Uréthrotomie interne*, pratiquée par le Dʳ Routier, chirurgien des hôpitaux. La récidive est complète aujourd'hui ; il ne passe plus dans son canal que les nᵒˢ 11 et 12 de la filière Charrière. Je constate un rétrécissement cicatriciel à 6 cent. 1/2 du méat, un chapelet de 7 cent. à 12, et un autre à 15 cent. Je l'opère en une minute et demie, le 6 janvier, sans douleur, avec 26 milli-ampères donnés par 27 éléments, en présence de mes distingués confrères les Dʳˢ Lucas et Cortot, de Paris. Introduction d'une bougie nº 20 et lavage à l'eau boriquée. J'ai passé, le 20 janvier, le nº 25, et cependant la prostate est restée volumineuse. Ce malade est guéri de ces rétrécissements. Sa prostate reviendra à son volume normal en quelques mois. Satisfaction complète de l'opération.

M. X..., mécanicien, Paris. Jeune homme de 24 ans. Blennorrhagie remontant à six mois. Goutte militaire intarissable. Mictions douloureuses, 6 à 8 par jour, une ou deux la nuit. Deux rétrécissements, un à 15 cent. 1/2, l'autre à 17 du méat, ce dernier très serré. Ce malade, qui m'est adressé par M. le Dr Cortot, qui a été émerveillé, est opéré en 45 secondes, le 9 janvier, en présence de sa mère, d'un étudiant en médecine interne des hôpitaux de Paris et du Dr Ollivero, médecin espagnol, avec 18 milli-ampères fournis par 12 éléments. Introduction d'une bougie no 22, pas de fièvre. Revenu le 14 janvier, j'ai passé le no 25. Ce malade est guéri de ses rétrécissements sans récidive possible. La goutte militaire a disparu.

M. M..., comptable, fils de pharmacien, habitant Argenteuil (S.-et-O.), 30 ans. Blennorrhagie remontant à dix ans. Mictions douloureuses et fréquentes, 8 à 10 par jour, 2 par nuit. Deux rétrécissements à 13 cent. 1/2 du méat. Opéré le 11 janvier, en présence de M. le Dr Le Gal, de Paris, venu pour me voir opérer, et qui a été émerveillé. Durée de l'opération, 47 secondes, avec 27 milli-ampères donnés par 14 éléments. Dureté très grande des rétrécissements. Lavage antiseptique. Introduction d'une bougie no 20 et nouveaux lavages. M. le Dr Le Gal fait remarquer au malade la différence de volume et de projection de son jet et se déclare conquis à l'Electrolyse linéaire. Le malade n'a pas eu une minute de fièvre, n'a rien senti, n'a pas perdu une goutte de sang. Quatre jours plus tard, je lui ai passé le no 24. Guérison complète et admirable.

M. L..., 46 ans, rentier, habitant le département de l'Indre, m'est adressé le 20 janvier dernier par son médecin. Blennorrhagie remontant à 27 ans, plusieurs fois réchauffée. Rétréci depuis 12 ans, il est atteint de trois fistules urinaires par lesquelles il urine. C'est à peine si quelques gouttes d'urine sortent par le méat. A l'exploration je ne puis passer qu'une bougie filiforme, que je laisse du reste à demeure pendant 20 heures. Il m'est impossible de me rendre compte du nombre de rétrécissements. Dans tous les cas, ce rétréci est un grand malade, sujet à des accès de fièvre urineuse. Sa maigreur est affreuse, son teint cachectique. A la sortie de ma bougie filiforme, je parviens à introduire le plus petit de mes électrolyseurs et je fais, le 22 janvier, mon opération en 3 minutes avec 28 milli-ampères donnés par 16 éléments. Ce malade, que je n'avais pu cocaïner, m'a déclaré avoir éprouvé une petite douleur. L'opération s'est faite à blanc sans une goutte de sang. Introduction d'une bougie no 20, deux lavages antiseptiques coup sur coup. L'eau boriquée introduite dans la vessie est urinée avec un gros jet sonore. Deux jours après, je passe successivement les nos 19, 20, 21, 22; deux jours encore après, les nos 21, 22, 23 et 24. Le malade urine sans douleur, son appétit lui est revenu, il ne souffre plus, pas une goutte d'urine ne sort par ses fistules. La guérison des rétrécissements est parfaite; dans 15 ou 20 jours les fistules n'existeront plus. Ce malade était inopérable par l'Uréthrotomie interne. Il doit la vie à l'Electrolyse linéaire.

M. D..., employé de commerce, demeurant rue Ganneron, à Paris, âgé de 45 ans. Première blennorrhagie contractée à Guelma (Afrique), il y a 25 ans. Deuxième blennorrhagie en 1871, soignée à l'hôpital de Constantine. Troisième blennorrhagie remontant à 12 ans. Rétrécissements à 14 centimètres et dans la région prostatique. Opéré le 9 décembre 1882 sous le chloroforme, par un chirurgien de Paris, qui pratique dans ce cas l'Uréthrotomie interne. Récidive complète. Le malade vint me consulter le 1er février. Il souffre beaucoup. Urine douze à quinze fois par jour avec de violents efforts. Atteint d'hémorrhoïdes, il perd beaucoup de sang par le rectum sous l'influence de ses efforts pour uriner. J'explore son canal et je constate un rétrécissement à 3 centimètres du méat, un à 13 et trois dans la région prostatique presque infranchissables. Je l'opère le 4 février, en présence d'un de ses amis et d'un confrère, le Dr Pini, médecin italien. L'introduction de l'électrolyseur demande 20 minutes. Enfin je pénètre et je franchis en 2 minutes les deux premiers rétrécissements. Impossible de franchir les trois rétrécissements prostatiques. Je change d'électrolyseur et avec le même nombre de milli-ampères, j'arrive à la vessie, sans douleur. Introduction des nos 18, 19, 20, 21. Lavages antiseptiques que le malade ne peut uriner, tellement son col de vessie a été contracté par l'électricité. Je le fais uriner par une sonde que je laisse à demeure, parce qu'il est atteint de cystite et qu'il continue, même pendant l'opération, de perdre son sang par le rectum. Six jours après l'opération, bonne miction. *Cas très grave, opération difficultueuse.*

M. D…, agent d'affaires, docteur en droit, 28 ans, habitant Paris, homme fort et vigoureux, mais très nerveux, m'est adressé par un avocat de ses amis, que j'avais opéré et guéri d'un rétrécissement. Il accuse une blennorrhagie à 17 ans 1/2 qui a duré 6 mois malgré les soins du Dr Fournier. Depuis cette époque, c'est-à-dire depuis 10 ans, il est atteint d'une goutte militaire qui redevient verdâtre au plus petit excès. Marié et père de famille, il est d'autant plus affecté qu'il croit avoir contagionné son épouse qui est atteinte d'une salpingitte que l'on doit opérer sous peu ; il urine assez bien ; son jet est cependant un peu diminué de volume et de force de projection. J'examine son urèthre à l'explorateur et je constate deux rétrécissements moyens à 14 c. 1/2 et à 17 c. 1/2 du méat.

Si les troubles urinaires ne sont pas devenus plus graves chez ce malade, c'est que sa vessie est bonne et a conservé toute sa force, ce qui du reste n'aurait pu durer bien longtemps.

Je l'opère le 28 avril, en présence des Drs Saison, de Paris, et Giraud de Châtelus-Malvaleix (Creuse).

L'opération est pratiquée en une minute et demie avec 24 milli-ampères donnés par 12 éléments. L'opéré, quoique très pusillanime, n'a rien senti ; pas une goutte de sang n'apparaît au méat. Je lui introduis les nos 18, 19, 20, 21 et 22, puis je le lave au permanganate. Je le revois trois jours après, il n'a pas eu une minute de fièvre et a vaqué à ses occupations dès le lendemain. Je le lave deux fois par semaine et enfin le 29 juin je le considère comme guéri, car il y a plus d'un mois qu'il n'a rien revu le matin. Les glandes de l'urèthre situées derrière les rétrécissements de ce malade étaient profondément infectées et contenaient des gonocoques en abondance. C'est ce qui explique, chose rare du reste, qu'il a fallu plus d'un mois pour le débarrasser complètement de sa goutte militaire.

M. B…, rentier, 47 ans, vient me consulter de la Provence. Il a été soigné, me dit-il, il y a deux ans, par le Dr Guyon, avec amélioration passagère, d'un rétrécissement spasmodique. Jamais de blennorrhagie, ni de déchirure de la muqueuse de l'urèthre. Fréquentes envies d'uriner au moment des froids humides. Miction normale dans les temps secs et chauds. Légère douleur après le passage du sperme. Parfois il passe dans son canal une bougie n° 10, et le lendemain il peut à peine passer un fil, ou rien du tout. J'explore son canal et je constate un rétrécissement moyen très élastique, à 14 centimètres; un autre dans la région prostatique. Je lui propose l'opération que je pratique le 14 février, en présence des Drs Saison et Lavoye, de Paris. En 20 secondes et avec 12 milli-ampères, je franchis ses deux rétrécissements sans douleur, sans une goutte de sang. Introduction d'une bougie n° 24. Lavages antiseptiques qu'il urine avec un jet énorme et puissant. Contentement du malade, dans le canal duquel le Dr Guyon n'avait jamais pu introduire qu'un n° 14 de la filière Charrière. Le rétrécissement spasmodique n'avait jamais dû exister chez ce malade. Cependant il est juste d'admettre avec le professeur Verneuil, que les fibres musculaires qui entrent dans la charpente de la muqueuse du canal et dont les contractions par cause réflexe, produisent les rétrécissements spasmodiques, peuvent à la longue engendrer de véritables rétrécissements. Ce cas est très curieux. Je le dédie aux malades qui, se croyant atteints de rétrécissements spasmodiques et négligeant de se faire *électrolyser*, se verront frapper à l'improviste des plus graves complications qu'il sera impossible d'enrayer, et auxquelles ils succomberont.

Electrolyse linéaire et rétrécissements larges

M. B..., capitaine d'artillerie, vient me consulter le 4 novembre dernier. Il se plaint de légères douleurs vésicales et d'une sorte de chatouillement dans le canal. Son jet d'urine est à peine diminué et son volume et sa force de projection sont à peu près les mêmes. J'explore son urèthre et je constate un rétrécissement *large* à 17 centimètres du méat. Je l'opère en quelques secondes et lui introduis une bougie n° 26. Quinze jours après, je revois le capitaine complètement guéri; il n'a plus de douleurs de vessie et est très satisfait. *Cas très fréquent*.

M. Q..., avocat, 36 ans, habitant Paris est soigné par son médecin pour des troubles nerveux assez intenses. Ayant eu au cours de cette maladie un accès de rétention aiguë, il se décide à venir me voir. J'explore son urèthre et je trouve à 14 centimètres du méat un rétrécissement élastique admettant une sonde n° 22. Il a accepté l'opération et 15 jours plus tard il est guéri de sa maladie nerveuse et de son rétrécissement. L'appétit sexuel est revenu, il vide complètement sa vessie, il est heureux.

M. C..., huissier, habitant la province, vient me consulter pour une goutte militaire dont il est atteint depuis deux ans. Ses mictions sont bonnes, mais un peu plus fréquentes. J'explore son urèthre et je trouve à 16 centimètres 1/4 du méat un rétrécissement élastique large recevant facilement une sonde n° 20. Je l'opère par l'électrolyse linéaire et quinze jours après il est guéri de sa goutte militaire. *Cas très fréquent*.

M. E..., lieutenant, 28 ans, est très ennuyé d'un suintement continuel du canal avec sensation de brûlure dans le fond de l'urèthre. Je constate à l'exploration qu'il est atteint d'un rétrécissement large pouvant admettre une bougie n° 21 dans la région membraneuse. Malgré la largeur de ce rétrécissement sa vessie se vide avec lenteur, son jet est bifurqué et les dernières gouttes d'urine mouillent son linge. Je l'opère par l'électrolyse linéaire et quinze jours après il est complètement guéri. *Cas très fréquent.*

M. J..., 24 ans, marchand de vins en gros, se plaint d'uriner avec *lenteur*, sans souffrance, du reste. Je lui trouve un rétrécissement *très large* à 13 centimètres du méat. Je l'opère le 17 mars dernier. Quinze jours après son opération, sa vessie se vide très bien et normalement. Il est guéri. Ainsi, dans ce cas, malgré la largeur du rétrécissement, la vessie avait épuisé ses efforts de contractibilité sur l'obstacle et était devenue paresseuse, presque paralysée.

M. C..., voyageur de commerce, 48 ans, homme d'aspect vigoureux, très nerveux, se présente à mon cabinet accompagné de son médecin, M. le docteur Cacherat, de Paris. Il est atteint depuis 12 ans, me dit-il, de deux rétrécissements de l'urèthre que le docteur Vialle a dilaté pendant 8 ans. Il y a 5 ou 6 mois, le docteur Cacherat a encore passé le n° 28. Depuis cette époque le canal a toujours été en diminuant de calibre. Le jet d'urine diminue de jour en jour dans sa force de projection. Le malade est très inquiet des douleurs qu'il éprouve dans le périnée, les ailes du ventre et les cuisses. J'explore son urèthre avec un explorateur n° 20 et je fais constater par mon confrère l'existence de 5 rétrécissements *larges, très élastiques.* Le lobe prostatique droit est volumineux, le moyen l'est moins, le gauche est normal. La vessie est paresseuse. Je l'opère de ses rétrécissements dans la première quinzaine de juillet en présence de M. le docteur Cacherat, avec 7 milliampères fournis par 6 éléments en 57 secondes. Je lui introduis les n°s 20, 21, 22, 23, 24, 25, 26 et je lave la vessie à l'eau borico-phéniquée. Je conseille ensuite à l'opéré 4 séances d'électrolyse en masse de la prostate et je le soumets au traitement thyroïdien et à une séance de faradisation quotidienne de 10 minutes sur la région vésicale. Ce malade sera complètement guéri dans quelques mois. Ainsi, il avait subi 6 ans de dilatation, beaucoup souffert, avait dépensé beaucoup d'argent et tout cela, pour aboutir à l'opération de l'électrolyse linéaire, dont il est très satisfait.

Rétrécissements durs inopérables par l'Electrolyse linéaire et opérés par l'Electrolytique uréthrale

M. X..., restaurateur, 60 ans, homme fort et vigoureux, m'est adressé le 9 octobre dernier par mon distingué confrère, le docteur Chanu, du Bas-Meudon (Seine-et-Oise). Première et unique blennorrhagie vers l'âge de 25 ans. Il a été 14 ans militaire et a fait la campagne d'Italie et celle de 1870. Depuis quatre ans, première apparition des troubles urinaires. Il y a 3 ans première rétention avec accès de fièvre urineuse. Enfin, depuis 8 ou 10 jours la fièvre urineuse ne le quitte plus. J'explore son urèthre et je trouve un rétrécissement à 12 centimètres du méat, un autre à 17, un troisième au col. Ces trois rétrécissements sont filiformes et très durs. Je l'opère le samedi 10 octobre par l'électrolytique uréthrale avec 10 milliampères données par 5 éléments. L'opération a été faite en 2 minutes sans douleur et sans une goutte de sang. Lavages antiseptiques le lendemain de l'opération et les jours suivants. La fièvre urineuse dont il était atteint cesse immédiatement après l'opération. Le cinquième jour je lui introduis avec facilité les n°s 21 et 22, et comme sa prostate est volumineuse, je le soumets au traitement organothérapique. Guérison.

M. Q..., propriétaire à Nonancourt (Eure), 40 ans, homme fort et vigoureux, n'a jamais eu de blennorrhagie, jamais de chancre, mais il a perdu du sang par l'urèthre pendant des marches forcées au Tonkin où il faisait campagne. Son jet d'urine est faible et sans force de projection. Son appétit sexuel est nul. J'explore son urèthre et je constate un rétrécissement très serré, très dur en arrière du collet du bulbe. Sa prostate est énorme, hypertrophiée et conges-tionnée. Ce cas est très curieux à cause de la grosseur de la prostate rare à cet âge, mais dont l'hypertrophie et la congestion ont pour cause le rétrécissement. Je l'opère le 14 novembre 1896 en présence de mon sympathique confrère, le docteur Servin, des Lilas, par l'électrolytique uréthrale en 3 minutes et avec 14 milliampères fournis par 10 éléments. Après l'opération, qui s'est faite sans douleur et avec deux gouttes de sang à peine, j'ai largement lavé le canal à l'eau borico-phéniquée. Le malade n'a pas eu de fièvre. On passe actuellement avec facilité dans son urèthre une bougie n° 24. Sa prostate est guérie.

M. Z..., 56 ans, caissier-comptable, m'est adressé par mon confrère, M. le docteur Dumouly, de Levallois-Perret. Première blennorrhagie remontant à l'âge de 19 ans, qui a duré six mois, la deuxième à 24 ans qui a duré également six mois. Envies fréquentes d'uriner et émission douloureuse et goutte à goutte de l'urine. Accès fréquents de fièvre urineuse. J'explore son urèthre et je ne puis y passer qu'un fil avec beaucoup de difficultés. Il y a un véritable escalier de rétrécissements dans son canal. Je l'opère en présence de mon confrère, le docteur Déperret-Muret, de Paris, par l'électrolytique uréthrale en 3 minutes et sans une goutte de sang avec 15 milliampères fournis par 10 éléments. Im-médiatement après l'opération j'introduis une sonde pour remplir la vessie d'eau borico-phéniquée tiède et un flot de pus — un demi-verre environ sort par la sonde. Je lave l'urèthre en faisant uriner le malade dont la vessie est chargée de liquide antiseptique, et à cause du pus j'installe une sonde à demeure pour 72 heures. Je continue de laver la vessie deux fois par jour. Opération difficultueuse et grave. Le malade serait certainement mort de l'uréthrotomie. L'électrolytique uréthrale lui a sauvé la vie ; il était temps. Guérison parfaite et sans fièvre.

M. A..., imprimeur à Paris, m'est adressé par son médecin, mon savant con-frère le docteur Marié, de Paris, docteur ès-sciences, docteur en médecine. Les mictions de ce malade sont difficiles depuis 1886. A partir de cette époque le jet va toujours en diminuant de volume et de force de projection. Tous les jours cet état morbide s'accentue. Le mercredi 3 février dernier, j'examine son urèthre et il est rétréci au point de ne pouvoir y passer qu'un fil et encore avec temps et difficulté. Je le dilate avec des fils de plus en plus gros et je l'opère assisté de M. le docteur Marié, le lundi 8 février 1897, par l'électrolytique uré-thrale avec 16 milliampères fournis par 8 éléments. L'opération a été faite sans douleur et a donné 3 ou 4 gouttes de sang. J'installe une sonde à demeure pour 48 heures et je pratique des lavages antiseptiques matin et soir. Le malade n'a pas eu de fièvre et urine d'un jet superbe. Quinze jours après l'opé-ration je lui introduis facilement dans l'urèthre une bougie n° 23. Le malade devra continuer à se sonder pendant six mois tous les 15 ou 20 jours et sa gué-rison est assurée. Sa prostate qui était volumineuse a déjà rétrocédé sous l'in-fluence du traitement organothérapique. Félicitations du malade et de son médecin sur la facilité et l'innocuité de mon opération dans un cas aussi grave.

HYPERTROPHIE DE LA PROSTATE

Description. — La prostate est un organe glandulaire, ressemblant comme forme à une *châtaigne*, et présentant, comme elle, une base, un sommet, deux faces latérales, une face antérieure, une face postérieure. La *base* entoure le col de la vessie, et reçoit l'extrémité antérieure des vésicules séminales et des canaux déférents. Le *sommet* s'étend jusqu'à la limite de la région membraneuse de l'urèthre. Les *faces latérales* sont en rapport avec le releveur de l'anus. La *face antérieure*, séparée des os du pubis par une intervalle de trois centimètres environ, donne passage au canal. La *face postérieure* repose sur la paroi antérieure du rectum, ce qui permet de l'explorer avec l'index introduit dans l'anus. La prostate occupe toute la région prostatique de l'urèthre, dont j'ai donné la description, page 8, et qu'il sera bon d'avoir présente à l'esprit.

Structure. — La prostate se compose d'une trentaine de glandes en grappes qui débouchent isolément dans le canal, de tissu musculaire à fibres lisses et striées, de tissu cellulaire, de l'utricule prostatique près de laquelle aboutissent les canaux éjaculateurs, de vaisseaux et de nerfs, le tout enveloppé par une coque fibro-musculaire, dite *capsule prostatique*.

Circulation. — La circulation de la prostate est fort riche et mérite d'attirer particulièrement l'attention, à cause des congestions redoutables et fréquentes auxquelles cet organe est exposé. Ses artères sont fournies par les *artères vésicales inférieures* et *hémorrhoïdales moyennes*. Ses veines se jettent dans l'enchevêtrement veineux dit *plexus veineux* qui l'entoure de tous côtés, et dans le plexus sous-muqueux de l'urèthre et du col vésical. Le développement du plexus sous-muqueux de la région prostatique est en raison directe de l'âge, et est souvent considérable. C'est lui qui est l'origine de ces hémorrhagies abondantes qui succèdent, à un moment donné, à de menues déchirures de la muqueuse, « c'est un lac cloisonné de sang noir dans lequel baigne la prostate et où aboutissent, comme dans un carrefour commun, en avant les veines de l'urèthre, en arrière les veines hémorrhoïdales. » (Duplay et Reclus.)

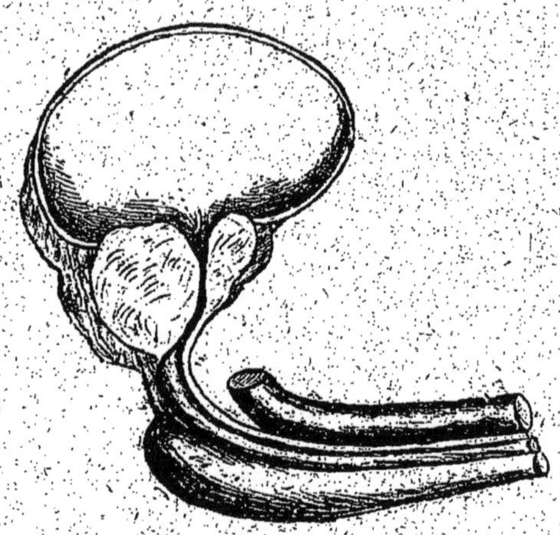

Figure 6, dessinée par l'auteur

Légende. — Coupe d'une hypertrophie totale de la prostate.

Physiologie et état morbide. — Les fonctions physiologiques de la prostate sont purement génitales. A l'état normal, elle ne remplit aucun rôle dans la miction, mais ses états morbides déterminent bien souvent des troubles profonds dans les fonctions urinaires. Ses glandes sécrètent un liquide filant, légèrement laiteux, qui est déversé dans l'urèthre seulement au moment de l'éjaculation. Ce liquide peut aussi s'échapper des glandes sous l'influence de l'inflammation, ou de l'hypertrophie, et déterminer un véritable écoulement prostatique. La prostate, rudimentaire chez l'enfant, s'accroît subitement à l'époque de la puberté ; elle atteint son complet développement à 25 ans et pèse alors de 19 à 20 grammes. Dès cette époque, « il se dépose dans ses glandes de *petites concrétions* arrondies, dont le nombre et le volume s'accroissent avec l'âge ». Quand ces concrétions sont petites, elles sont entraînées dans l'urèthre par le liquide prostatique, mais quand leur volume est supérieur à la dimension des canaux des glandes, elles y restent emprisonnées et continuent de s'y accroître sur place.

La prostate est divisée, par deux sillons, en trois lobes : lobe droit, lobe gauche, lobe moyen. A partir de 45 à 50 ans, elle augmente de nouveau de volume, c'est-à-dire s'hypertrophie. Cette hypertrophie peut être totale ou partielle, selon qu'elle envahit les trois lobes, ou un ou deux seulement. Mais ce développement a une limite au-delà de laquelle on devient prostatique et par conséquent affligé de troubles très graves des voies urinaires, souvent incompatibles avec la vie. Il n'est pas rare de voir des prostates acquérir le volume d'une mandarine ou d'un œuf d'oie et peser 150 à 200 grammes.

Modifications de l'urèthre et de la vessie. — Les modifications apportées dans la région prostatique de l'urèthre et

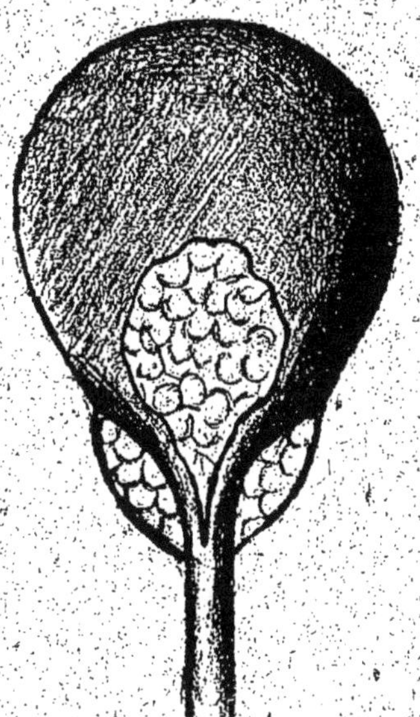

Figure 7, dessinée par l'auteur
LÉGENDE. — Coupe de l'hypertrophie du lobe moyen de la prostate
en croupion de poulet dans la vessie

dans la vessie par l'hypertrophie de la prostate sont considérables et suffisent à elles seules pour expliquer presque tous les accidents urinaires des prostatiques. Ce n'est pas l'hypertrophie totale qui déforme le plus la région prostatique du canal, mais bien l'hypertrophie partielle ; ce ne sont pas non plus les plus grosses prostates qui produisent les plus grands troubles dans l'émission de l'urine, mais le plus souvent des prostates légèrement hypertrophiées.

L'hypertrophie prostatique peut se développer du côté de l'urèthre, c'est-à-dire sur la face antérieure, ou du côté du rectum sur la face postérieure, cas le plus fréquent. Il résulte de ce fait que la région prostatique de l'urèthre est *déformée*, et considérablement *allongée*. De 25 à 30 millimètres, elle peut acquérir de 4 à 10 centimètres de longueur, et nécessiter ainsi l'emploi de sondes longues de 35 à 40 centimètres pour vider la vessie. D'un autre côté, la paroi antérieure du canal étant restée normale, se trouve plus courte et la direction de l'urèthre se trouve ainsi *déviée*. Si l'hypertrophie porte sur le lobe droit, l'urèthre prostatique est dévié à gauche ; si elle porte sur le lobe gauche, il y a déviation à droite ; enfin si les deux lobes latéraux sont hypertrophiés et ne se correspondent pas, l'urèthre prend la forme d'un S renversé ∽. Quand c'est le lobe moyen qui est hypertrophié, cas de beaucoup le plus fréquent, il soulève en *croupe*, en *dos d'âne* la paroi inférieure de l'urèthre, en détermine l'allongement et lui donne la forme d'un Y. Souvent aussi le lobe moyen fait saillie en *croupion de poulet* dans la vessie en arrière du col, et quelquefois en barre — *barre prostatique* — ou en éventail. Quant au calibre du canal, tantôt il est resté normal, tantôt il est augmenté, tantôt encore il est resserré, au point qu'il semble que la sonde chemine entre deux murailles pour arriver à la vessie. Il n'est pas douteux, dans ce dernier cas, que l'on se trouve en présence d'une hypertrophie de la face antérieure des deux lobes latéraux.

Du côté de la vessie, l'hypertrophie de la prostate détermine la formation d'un *bas fond vésical* considérable, par soulèvement du trigône, et où l'urine stagnante subit souvent la transformation ammoniacale. Il s'y forme des colonnes épaisses, véritables hernies de la muqueuse. Ses parois s'épaississent, s'hypertrophient à la longue et se paralysent. Ses veines, devenues variqueuses et dilatées, communiquent largement avec le plexus prostatique, et il découle de ce fait que toutes les congestions qui frappent la vessie ont un retentissement sur la prostate.

Etiologie. — Nous venons de voir, dans l'article précédent, que de l'enfance à la vieillesse la prostate augmentait continuellement de volume, c'est-à-dire s'hypertrophiait, mais qu'il y avait une limite à cette hypertrophie, au delà de laquelle on devenait prostatique. Il nous reste maintenant à étudier les causes pour lesquelles cette limite est franchie. On a tout incriminé : la vie sédentaire, la goutte, l'arthritisme, l'herpétisme, les abus génésiques et plus particulièrement les uréthrites de longue durée et la syphilis. Mais, comme le dit fort bien Mercier, « de paisibles habitants de la campagne qui n'ont jamais approché de la coupe empoisonnée ; de pieux ecclésiastiques qui n'ont jamais enfreint leurs vœux de chasteté ; Fothergil, ce célèbre médecin de Londres, qui n'avait jamais eu de commerce avec les femmes, pourquoi en ont-ils été victimes ? » En résumé, conclut-il, « de toutes les causes admises par les auteurs, il n'en est aucune dont le rôle soit démontré. »

Je ne puis pour mon compte personnel partager l'opinion de Mercier. Chirurgien spécialiste des voies urinaires et ayant eu par conséquent l'occasion de soigner de très nombreux prostatiques, je me suis fait une opinion bien arrêtée sur les causes déterminantes de cette affection.

Comme Civiale, le plus grand spécialiste de son époque, je mets en première ligne le rétrécissement de l'urèthre, dont une des complications les plus fréquentes consiste dans un très rapide développement de la prostate. Si le sujet s'aperçoit qu'il est rétréci et qu'il se fasse opérer assez tôt, il est à peu près certain que sa prostate, seule ou aidée par un léger traitement médical, reprendra son volume normal. Si, au contraire, le rétrécissement est large et passe inaperçu, la prostate continuera d'augmenter et ce seront les troubles fonctionnels que son hypertrophie occasionnera qui attireront les premiers l'attention.

En seconde ligne, je mets les concrétions prostatiques dont j'ai parlé ci-dessus. Sappey, le plus grand anatomiste français du siècle, les a toujours considérées comme produisant l'hypertrophie, et Testut, dans son excellent traité d'anatomie, ne craint pas de dire : « La prostate toute entière augmente naturellement de volume » au fur et à mesure que ses concrétions s'accroissent, « et l'on comprend sans peine qu'un pareil processus constitue un facteur important dans le *mode de production* de l'hypertrophie de la prostate. »

Enfin, d'accord avec la plupart des chirurgiens, je suis d'avis aussi que l'artério-sclérose peut être dans bien des cas une cause déterminante. Sous son influence, en effet, les glandes de la prostate s'atrophient et servent de noyaux à un tissu scléreux abondant qui les remplace, et qui forme autant de petites tumeurs fibro-glandulaires, dont on se rend parfaitement compte par le toucher rectal.

L'artério-sclérose est, d'une façon générale, l'apanage de la vieillesse, si bien que sir Benjamin Brodie a pu émettre l'axiome suivant : « Quand les cheveux deviennent gris et rares, quand les dépôts athéromateux envahissent les tuniques artérielles, quand il se forme une zone blanche au pourtour de la cornée, à la même époque la prostate, d'ordinaire, s'accroît en volume. » Cette vieillesse vasculaire peut être aussi prématurée, et on a assez souvent l'occasion de rencontrer des prostatiques jeunes, à artères dures, vieillis par les excès, l'arthritisme ou l'alcool.

La sclérose s'étend du reste à l'appareil urinaire tout entier, et peut même, à défaut de l'hypertrophie prostatique, déterminer des accidents urinaires. La vessie devenue scléreuse se vide mal, manque de contractilité et ne se défend plus contre la distension. Le rein lui-même, en état de congestion continuelle, fournit d'avantage d'urine et fait de la néphrite.

Enfin, il ne faut pas oublier que les congestions fréquentes et répétées de la prostate, dont j'ai donné le mécanisme à propos de la circulation de cet organe, peuvent à un moment donné doubler son volume, et déterminer ainsi des complications très graves surajoutées aux troubles fonctionnels ordinaires des prostatiques.

Symptômes. — L'évolution de l'hypertrophie de la prostate peut être divisée en trois périodes. *Première période* ou *période prémonitoire, deuxième période* ou *période d'état, troisième période* ou *période de rétention* avec *distension* de la vessie. Quoique cette division soit loin de répondre à tous les cas, car bien souvent les périodes se confondent, il est bon de la conserver pour donner plus de netteté et plus de précision à la description des sympômes. Je tiens encore à faire remarquer que si les symptômes ne sont pas toujours en rapport avec la période de la maladie, ils peuvent différer beaucoup aussi suivant la nature de l'hypertrophie.

Première période ou période prémonitoire. — Les symptômes de cette période sont très variables, mais il en est cependant qui ne laissent aucun doute dans l'esprit du malade et du médecin. Tels sont les besoins fréquents d'uriner pendant la nuit, et surtout dans la seconde moitié de la nuit, vers 2, 3, 4, 5 heures du matin ; ou bien ces besoins fréquents d'uriner ne se montrent qu'à l'heure du *lever* et pendant la *toilette*. Le jour, quand la maladie n'est pas très avancée, les mictions sont normales ; mais il faut noter que la quantité d'urine émise la nuit est souvent le double de celle émise le jour. L'émission de l'urine est non seulement fréquente la nuit, mais elle est aussi en retard. Le malade est longtemps à attendre les premières gouttes d'urine, et plus il fait d'efforts, plus il met d'obstacle. Ce n'est qu'après avoir fait quelques pas dans sa chambre qu'il peut uriner. D'autres doivent prendre certaines positions et se mettre debout, à genoux, accroupis. Le jet, souvent déformé, n'a pas de portée et s'arrête pendant la miction. Les urines tombent de la vessie au lieu d'être lancées. L'urine souvent très claire, au lieu de former l'arcade en sortant, tombe perpendiculairement entre les jambes, de sorte que les malades urinent sur leurs souliers. Après la miction, il peut rester dans le canal une sensation pénible de brûlure, de cuisson. Enfin joignez à cela un sentiment de pesanteur au périnée, souvent accompagnée de douleurs abdominales qui cessent après l'émission de l'urine, des irradiations nerveuses dans le haut des cuisses et les ailes du ventre, une diminution notable de l'appétit, de mauvaises digestions, un sommeil troublé par des érections souvent douloureuses, de la constipation opiniâtre, des hémorrhoïdes et vous aurez à peu près le tableau complet de cette période de début.

Deuxième période ou période d'état. — Dans cette période aussi nommée *période confirmée*, les troubles urinaires que je viens d'énumérer s'accentuent davantage, et existent non seulement la nuit, mais aussi le jour. D'ordre dynamique et de nature congestive qu'ils étaient, les symptômes deviennent mécaniques. En effet, « l'obstacle apporté par l'hypertrophie de la prostate et l'affaiblissement du muscle vésical se traduisent par la retenue des urines ; la vessie est désormais incapable de suffire à ses fonctions. » (*Chirurgie*, Duplay et Reclus), et de ce fait la *rétention d'urine* fait son apparition. Elle peut être complète, c'est-à-dire que le malade ne peut émettre une seule goutte d'urine sans la sonde ; ou incomplète, c'est-à-dire que les malades ne vident leur vessie qu'incomplètement. Enfin elle peut-être aiguë, brusque, passagère ou chronique, et nécessiter la sonde *à* *perpétuité.* L'appétit diminue encore, les digestions deviennent plus difficiles, la constipation augmente aussi, de même que les hémorrhoïdes. Le plus petit écart de régime congestionne la prostate et la vessie, et détermine des accidents de haute intensité.

Troisième période. — Outre une accentuation considérable de tous les symptômes généraux, cette période se distingue très nettement des deux autres par la *rétention* avec *distension* de la vessie. Le prostatique ne pisse plus que par regorgement et est devenu *incontinent.* Mais, parmi les prostatiques incontinents, il faut en distinguer deux variétés. « Les uns ne sont atteints que *d'incontinence fausse;* ils éprouvent un besoin subit et pressant « auquel ils ne sauraient résister », disait Civiale ; à peine s'est-il fait sentir, que déjà l'urine s'échappe du méat et mouille les vêtements ; la vessie est intolérante, irritable, parfois enflammée par une cystite du col, mais elle reste vide ; c'est, si l'on veut, de *l'incontenance vésicale* et non de *l'incontinence.* Le malade ressent l'envie d'uriner, il a conscience du liquide qui traverse le canal. » (Emile Forgue.) Les autres, « à l'inverse de cet état où la vessie ne peut retenir, sont atteints de *l'incontinence vraie* des prostatiques, comme le dit Thompson, l'état où la *vessie retient trop.* En effet, l'urine s'accumule dans la vessie inerte, la distend, force le col et se donne ainsi issue goutte à goutte. Il y a donc, dans ce cas, *rétention, distension* et *incontinence.* Les premiers temps, cette incontinence arrive la nuit, pendant le sommeil ; elle est inconsciente, mais elle ne tarde pas à apparaître le jour, désolant le malade et lui rendant toute occupation impossible. A partir de ce moment les complications vont se dérouler avec une effrayante rapidité. La fièvre urineuse apparaît, tantôt franche, tantôt insidieuse. Les troubles digestifs deviennent constants. « L'état d'urinémie s'accentue : la langue est empâtée et collante, la bouche sèche, la soif vive. Un pas de plus, et le malade devient « un grand urinaire » : la langue, sèche et rouge, se rôtit ; faute de salive, la mastication est incomplète ; l'état de dysphagie buccale de Guyon se dessine ; le malade ne peut manger le pain et perd l'appétence pour la viande... Les lombes endolories disent la souffrance des reins ; la fièvre la souligne ; la pâleur jaune du teint, l'amaigrissement, la sécheresse de la peau, expriment *l'empoisonnement urineux.* » (*Chirurgie,* Duplay et Reclus.)

Complications et pronostic. — Il existe chez le prostatique un état de congestion permanente de l'appareil urinaire tout entier qui se trouve, ainsi que je l'ai déjà exposé, à chaque instant sous le coup de l'hémorrhagie ou de l'inflammation. *L'hémorrhagie* se révèle par un pissement de sang, « *hématurie* », plus ou moins abondant. L'hématurie peut être spontanée, ou produite par le cathétérisme même le plus prudent. Quelquefois aussi, elle est due aux efforts de la défécation, à un écart de régime, à un refroidissement. Elle peut succéder à une *évacuation* trop rapide de la vessie par la sonde et cette dernière forme est de beaucoup la plus grave. Rarement mortel par lui-même, ce pissement de sang répété épuise le prostatique, l'affaiblit considérablement et avance ses jours. La *cystite* est une complication des plus fréquentes et des plus graves. Elle se traduit par des besoins incessants d'uriner, souvent accompagnés d'efforts douloureux. La sortie des dernières gouttes d'urine procure des épreintes intolérables, résultat d'un spasme qui s'étend de la vessie à l'urèthre et à l'anus. C'est le spasme *anal vésico-urèthral*. Ce spasme se traduit même quelquefois dans la vessie vide. La cystite est de nature infectieuse. Elle peut être spontanée; dans ce cas l'entrée du microbe infectieux se fait sous l'influence d'une inflammation occasionnée par un excès de régime, un abus sexuel, ou une poussée inflammatoire du côté des plexus veineux de l'arbre urinaire. Enfin elle peut être provoquée, c'est-à-dire que l'infection peut être apportée dans une vessie déjà malade par un sondage pratiqué en dehors des règles de *l'asepsie* la plus rigoureuse. La cystite peut être aigüe ou chronique. Dans la cystite aigüe, les besoins d'uriner apparaissent fréquents, impérieux et extrêmement douloureux. Les urines deviennent troubles, ammoniacales, purulentes, la fièvre s'allume. Puis, après quelques jours d'un état stationnaire, les phénomènes s'amendent petit à petit et tout rentre dans l'ordre. Mais si, au lieu de s'amender, les symptômes persistent, la cystite devient alors chronique. Le catarrhe purulent, avec ses glaires ammoniacales, fétides et sanguinolentes, s'installe en maître dans la vessie. A partir de ce moment, la résistance du prostatique devient de plus en plus précaire, l'inflammation par ascendance va gagner le rein et bientôt apparaîtront des accidents urinaires rapidement mortels. En effet, les reins s'endolorissent et suppurent — néphrite purulente — « la langue se sèche, la soif est vive, le malade tombe dans le coma et meurt d'urinémie. »

Marche, durée, terminaison. — La marche de l'hypertrophie de la prostate varie beaucoup selon les sujets. Comme je l'ai expliqué, la division en trois périodes n'est pas applicable à tous les cas, et les symptômes sont loin de présenter la régularité de la description admise. J'ai vu souvent l'entrée dans la vie prostatique se faire par un accès de rétention aiguë décrite dans la deuxième période ; d'autres fois, la première et la deuxième période passent inaperçues et la scène s'ouvre par l'*incontinence d'urine vraie ou fausse*, qui est le symptôme dominant de la troisième période. Enfin, il ne faut pas oublier que, sous l'influence de la sclérose des voies urinaires, tous les troubles fonctionnels peuvent éclater avec une prostate normale. La durée de l'hypertrophie de la prostate, de même que celle de chacune de ses périodes, est très variable. Comme le dit le Dr Guyon, « elle est remarquablement longue dans son évolution. » Mais une fois bien établie, si l'on n'intervient pas, elle a plutôt de la tendance à parcourir rapidement ses différentes phases et à précipiter la terminaison fatale.

Diagnostic. — Les symptômes généraux de l'hypertrophie de la prostate ne sont pas suffisants pour en établir le diagnostic d'une façon définitive ; ils ont besoin d'être complétés par des signes physiques de la plus haute importance. Par le *toucher rectal*, on se rendra compte de l'état de la prostate. Est-elle normale ou hypertrophiée ? Et si elle est hypertrophiée, est-ce une hypertrophie totale ou partielle ? Quelle est sa consistance ; est-elle dure, demi-dure, molle ? Existe-t-il des hémorrhoïdes ? Par le *palper abdominal* joint au *toucher rectal*, on pourra circonscrire, pour ainsi dire, la prostate et se fixer sur son volume total ; on pourra souvent acquérir des notions du plus grand intérêt sur le bas fond de la vessie et la rétention incomplète. Le *cathétérisme* rendra les plus grands services. Au moyen de l'explorateur à boule que j'ai décrit à l'article Diagnostic des rétrécissements, on s'assurera s'il n'existe pas un ou plusieurs rétrécissements ; on se rendra compte du calibre du canal, de ses déformations, de ses déviations. Avec la sonde ordinaire, on étudiera la capacité, la sensibilité et le degré de contractilité de la vessie. Avec la sonde métallique à petite courbure, qui ne pourra accomplir un tour entier dans la vessie qu'après avoir été enfoncée de trois centimètres environ en arrière du col, on se rendra compte de l'hypertrophie du lobe moyen en saillie dite « croupion de poulet ». La *percussion hypogastrique* renseignera sur la *distension* de la vessie. L'*endoscopie* ou l'examen du canal à la lumière électrique donnera des indications précises sur la variété de l'hypertrophie et sur les végétations de l'urèthre postérieur. Quant au diagnostic différentiel, il ne présente rien de bien difficile. Le *cancer* de la prostate n'a pas la même marche que l'hypertrophie. Le toucher rectal est du reste suffisant pour empêcher l'erreur. Il en est de même de la *tuberculose*, des *kystes* et des *calculs* de la prostate.

TRAITEMENT

J'ai réuni dans une même description les complications et le pronostic de l'hypertrophie prostatique. J'aurais peut-être mieux fait de joindre le pronostic au traitement, car l'un est sous la dépendance de l'autre. En effet, si le prostatique ne se laisse pas endormir par une sécurité trompeuse, s'il ne temporise pas, et s'il sait se faire soigner à temps, il peut enrayer les symptômes, guérir même les complications et détourner ainsi l'orage d'un pronostic fatal.

Abandonnée à elle-même, l'hypertrophie de la prostate est une maladie incurable.

Il n'y a du reste que quelques années, quatre ans environ, que l'on est arrivé à des résultats complets dans le plus grand nombre des cas. Je suis heureux d'être au nombre de ceux qui se sont adonnés à cette tâche avec le plus d'acharnement, et si j'ai contribué beaucoup pour ma part au traitement de cette maladie par l'électricité, je suis à peu près le seul médecin francais qui lui ait appliqué avec succès un traitement-médical et qui ait donné les résultats de sa pratique. Mon traitement consiste à soumettre le prostatique à l'organothérapie thyroïdienne aussi longtemps que cela est nécessaire, 3 ou 4 mois généralement.

Tous les physiologistes connaissent les relations qui existent entre la prostate et la glande thyroïde. Tous savent qu'à l'époque de la vie où la prostate commence à s'hypertrophier, la glande thyroïde, au contraire, diminue et s'atrophie peu à peu. J'ai pensé qu'en rendant à l'économie l'élément thyroïdien, on pourrait peut-être rétablir l'équilibre et faire rétrocéder la prostate, et que, dans tous les cas, l'iode contenu à l'état naturel dans la glande thyroïde pourrait avoir chez les prostatiques scléreux une action autrement nette que celle de l'iodure de sodium, que l'on prescrit ordinairement dans ces cas et qui est absolument problématique. Les résultats ne se firent pas longtemps attendre et les succès couronnèrent bientôt mes espérances. Vers la fin de 1894, au moment où je donnais les premiers résultats de ma pratique, qui datait de quatre ou cinq mois seulement, mon confrère, le D\u02b3 Bazy, chirurgien des hôpitaux, faisait paraître dans la *Revue médicale* du 29 février 1895, un article très intéressant sur cette question. La *Médecine moderne*, quelques jours plus tard, s'exprimait ainsi sur cet article : « M. P. Bazy a essayé l'opothérapie thyroïdienne et prostatique dans l'hypertrophie prostatique, et les résultats ont paru encourageants; la miction a semblé facilitée; mais les moyens que nous avons à notre disposition actuellement pour appliquer l'opothérapie prostatique ne paraissent pas très pratiques, de telle sorte que l'essai n'en est pas facile. La médication thyroïdienne est plus simple, facile à appliquer et mériterait d'être essayée. » Ainsi le D\u02b3 Bazy écrivait son article au moment où je donnais les résultats de ma pratique; aussi ai-je le droit de dire que je suis le premier en date pour l'application du traitement thyroïdien dans l'hypertrophie de la prostate. J'ai, du reste, revendiqué mon droit de priorité dans le *Phare médical* du 1\u1d49\u02b3 avril 1897. Les conclusions de l'article du D\u02b3 Bazy corroborent les miennes, et je suis heureux d'un contrôle aussi précieux que celui de cet éminent chirurgien.

Sous l'influence de la médication thyroïdienne, les mictions deviennent plus faciles, les douleurs vésicales s'apaisent et la prostate diminue notablement. Je joins à l'organothérapie l'action décongestionnante locale de l'ichthyol sur la prostate. Je réalise l'antisepsie des voies urinaires par le biborate de soude; je prescris selon les cas des lavages de l'urèthre et de la vessie avec du sublimé à 1 gramme pour 10.000; enfin, je soumets le malade au régime alimentaire approprié. Je faisais intervenir ma statistique dans mes conclusions et je disais que sur 104 prostatiques soumis à l'organothérapie thyroïdienne, 61 avaient été guéris ou améliorés par cette médication, et que les autres n'en avaient retiré aucun bénéfice. Il est vrai que sur ce chiffre de 104 malades, il faut en retirer 11 qui ont cessé le traitement au bout de quinze à vingt jours. Comme on le voit, la proportion des prostatiques guéris ou considérablement améliorés par l'organothérapie est de plus des deux tiers. Dans tous les cas, le diagnostic avait été établi avec le plus grand soin et les différentes variétés d'hypertrophie étaient toutes représentées. Depuis cette époque, j'ai donné mes soins à plus de 1200 prostatiques, et la proportion des améliorations ou des guérisons est restée sensiblement la même.

Toutes les fois qu'un prostatique, à n'importe quel âge, est rétréci, la première des indications à remplir est de le débarrasser par l'Electrolyse linéaire de son rétrécissement, cause déterminante, comme nous l'avons vu, de son hypertrophie. Il est bien certain que les chances de succès dépendent de cette conduite. Je dois ajouter que presque tous les prostatiques rétrécis guérissent très rapidement après mon intervention. Le vieux proverbe : « Pour détruire l'effet, il faut enlever la cause, » est vrai là comme partout ailleurs.

Quand, après 2 ou 3 mois du traitement organothérapique, mon malade n'a pas obtenu de résultats, je pratique l'Electrolyse en masse de la prostate ou galvanisation prostatique par le rectum, au moyen d'un électrolyseur dont je suis l'inventeur. Cette électrolyse de la prostate se fait absolument sans douleur, sans danger et sans une seule goutte de sang. Les malades peuvent, aussitôt après, vaquer à leurs occupations ordinaires. J'ai obtenu bien souvent la guérison de mes prostatiques par ce procédé. Je dis bien souvent, car si l'Electrolyse linéaire de l'urèthre guérit toujours, il n'en est pas de même de l'Electrolyse prostatique, qui échoue quelquefois chez des prostatiques à prostate dure et cornée. Souvent même les malades préfèrent dès le début l'Electrolyse à la médication thyroïdienne et en retirent des résultats plus rapides. Je suis l'auteur et le propagateur de l'Electrolyse en masse de la prostate. J'ai dû, pour sauvegarder mes droits de priorité, protester en écrivant la lettre suivante à MM. les Drs G. Gautier et J. Larat, directeurs de la Revue internationale d'Electrothérapie, le meilleur et le plus répandu des journaux d'électricité médicale. Cette lettre a été insérée dans le numéro d'août et septembre 1896 de la dite revue, et M. le Dr Gautier m'a même écrit à ce sujet un petit mot dans lequel il me dit que, non seulement il a inséré ma lettre avec plaisir, mais aussi « par devoir ». Je donne cette lettre ci-contre dans son intégralité et j'engage vivement les intéressés à en prendre connaissance, car mon opération d'Electrolyse en masse de la prostate y est décrite avec le plus grand soin. Je lui ai déjà fait subir, il est vrai, quelques modifications, car on se perfectionne toujours par l'étude et le temps, mais le fond même n'a pas varié.

REVENDICATION DE PRIORITÉ

dans le Traitement de l'Hypertrophie de la Prostate par la Galvanisation.

Paris, le 9 septembre 1896.

A Messieurs les docteurs G. Gautier et J. Larat, directeurs de la Revue Internationale d'Électrothérapie.

Très honorés confrères,

JE lis, seulement aujourd'hui, dans votre excellente *Revue Internationale d'Électrothérapie*, à la page 373 des nᵒˢ 11 et 12, un article tiré de la *Semaine Médicale* et intitulé : « Du Traitement galvanique de l'hypertrophie de la prostate ». La première phrase de cet article est ainsi conçue : « L'Electricité faradique a déjà été employée dans le traitement de l'hypertrophie de la prostate (Tripier), mais il ne paraît pas en avoir été de même pour la galvanisation, dont M. le docteur R. Minervi vient de se servir, d'ailleurs, avec un grand succès, chez un prostatique du service de M. le docteur F. Folinéa, chirurgien de l'hôpital des incurables de Naples.

Je crois de mon devoir et je dirais surtout de mon droit de revendiquer la priorité de l'application de la galvanisation au traitement de l'hypertrophie de la prostate. En effet, en novembre 1894, je publiais dans le premier numéro de ma petite *Revue d'Électrolyse chirurgicale* l'entrefilet suivant, à la page 10 :

Maladies de la Prostate

« Je viens de faire construire un nouvel appareil pour l'*Électrolyse* de la prostate dans les cas d'hypertrophie. Je m'en suis déjà servi dans deux cas différents, et j'en ai obtenu les meilleurs résultats. Plus tard, lorsque j'aurai rassemblé un nombre suffisant d'observations, je décrirai mon procédé et ferai connaître mon instrument dans ma *Revue d'Electrolyse chirurgicale.* » Au mois d'août 1895, n'ayant pas encore recueilli un nombre suffisant d'observations, et celles que j'avais n'ayant pas encore assez de durée pour conclure, je reproduisais la même note dans une brochure au corps médical. Le mois suivant, dans une conférence faite à la Société « l'Alliance médicale de France et Syndicat », j'exposais, sous le nom d'Electrolyse en masse de la prostate, mon procédé de galvanisation de la prostate dans le cas d'hypertrophie. Au mois de décembre suivant, j'exposais encore mon procédé de galvanisation prostatique à la fin d'une conférence faite par moi sur le traitement des rétrécissements de l'urèthre, par l'Electrolyse linéaire, à la Société « l'Union scientifique et Syndicat des médecins-pharmaciens français ». Quelques jours après je publiais dans une brochure la phrase suivante : « J'ai fait construire un électrolyseur de la prostate qui me donne tous les jours les meilleurs résultats. » Enfin, dans son assemblée générale de juillet 1896, l'Alliance médicale de France attribuait sa médaille d'or de l'année à mon mémoire sur le traitement des maladies du canal de l'urèthre, de la prostate et de la vessie par l'Electrolyse chirurgicale, mémoire actuellement à l'impression chez M. Schiffer, 56, passage du Caire. Dans ce mémoire, je relate plusieurs observations de guérisons d'hypertrophie prostatiques par la galvanisation. *Mon instrument consiste* en un tube en celluloïde coudé à angle obtus et parcouru par une tige métallique. Une demi-virole de platine ou d'argent est mise en communication avec la tige métallique au moyen d'un trou percé à la partie supérieure du tube. Mes premiers essais ont été tentés avec cet instrument que j'ai conservé tel quel, et une sonde métallique uréthrale à grande courbure enduite à chaque séance, sur toute son étendue, excepté à la partie qui doit être en contact avec la région prostatique de l'urèthre, de vernis à la gomme laque. —. Je remplace actuellement la sonde par un petit cylindre de cuivre rouge électrolytique monté sur une tige métallique très souple, recouverte d'une sonde fine et terminée par une borne. — Le pôle positif est mis en contact avec l'électrolyseur prostatique et le négatif avec la sonde uréthrale ou le petit cylindre de cuivre rouge indiqué ci-dessus. La moyenne des séances pour chaque prostatique a été de 10, et plusieurs ont été guéris par 5 ou 6. La durée de chaque séance n'a pas excédé un quart d'heure, et je n'ai jamais dépassé 50 milli-ampères, sachant par expérience que l'urèthre supporte mal des courants plus élevés sans saigner beaucoup. A chaque séance, le courant a été renversé deux fois, en ramenant la manette à zéro à chaque renversement. Depuis le mois de juin 1894, j'ai traité par la galvanisation, au moyen de mon électrolyseur, 43 prostatiques. Sur ce nombre, 11 ont cessé de venir me voir après 2 ou 3 séances; 32 ont continué le traitement, 23 ont été absolument guéris et ont vu disparaître tous leurs accidents urinaires, y compris leur constipation, et cependant, jamais dans aucun de ces cas, la prostate n'est revenue *ad integrum*. Je n'ai obtenu aucun résultat chez les 9 autres et j'ai dû pratiquer la section bi-latérale des canaux déférents. Toutes mes galvanisations de la prostate ont été faites en présence de M. le Dr Saison, de Paris, et plusieurs d'entre elles sous les yeux du Dr Gorlot, de Paris. En somme, on peut conclure que la galvanisation de la prostate constitue un excellent moyen pour guérir les troubles urinaires des prostatiques, moyen qui peut réussir et réussit dans bien des cas, et que quand elle a échoué, il ne reste plus à tenter que la section des canaux déférents.

Je vous serais bien obligé, honorés confrères, de publier ma lettre dans votre plus prochain numéro. Veuillez agréer, je vous prie, l'hommage de mes sentiments confraternels,

Docteur E. BAZÉNERIE.

Comme je le dis dans la lettre ci-dessus, je n'ai obtenu par l'Electrolyse en masse de la prostate aucun résultat chez 9 prostatiques. Pourquoi ces 9 insuccès? Je constate le fait, je le dénonce, mais ni moi, ni aucun des hommes qui s'occupent d'Electrothérapie ne pourraient l'expliquer. Lorsque la médication thyroïdienne et l'Electrolyse en masse de la prostate ont échoué, je pratique la section *galvano-électrique, après ligature*, des canaux spermatiques (canaux déférents), dont la réussite paraît constante. Je dois ajouter que je ne la pratique qu'avec le consentement formel du malade, car si cette opération conserve à l'homme ses attributs et sa puissance génésique, elle le frappe de stérilité. Dix à douze jours de lit suffisent. Deux ou trois jours généralement après l'opération, la prostate tend à reprendre son volume normal, et la plupart des accidents disparaissent peu à peu sous l'influence des mictions faciles et régulières. Je ne m'étendrai pas davantage sur l'opération en elle-même de la section galvano-électrique, après ligature, des canaux déférents, je la décris assez complètement dans une des observations que je relate.

J'ai pratiqué, à l'heure actuelle, la section galvano électrique des canaux déférents chez cinquante et un prostatiques, et voici les résultats que j'ai obtenus : quarante-trois opérés ont été absolument guéris de leurs troubles urinaires, et la prostate s'est atrophiée, complètement dans plus de la moitié des cas, partiellement dans le reste ; quatre opérés ont été très améliorés, deux n'ont obtenu qu'un très léger soulagement, les deux autres n'ont retiré aucun bénéfice de mon intervention. Tous mes opérés avaient de 55 à 79 ans, tous étaient gravement atteints, plus de la moitié avaient été soumis, sans succès, au traitement thyroïdien et à l'électrolyse en masse de la prostate. Un seul subissait l'empoisonnement urineux, et quoique l'opération présente dans ce cas particulier un certain degré de gravité, elle réussit parfaitement.

Comme on le voit, ma statistique est très encourageante, mais celle des autres chirurgiens ne l'est pas moins : Von Frisch accuse quatre-vingt-cinq guérisons ou améliorations sur cent opérés ; David de Brésigné, dans l'*Echo médical*, de Lyon, du 15 avril dernier, communique les résultats obtenus chez vingt-deux malades de la clinique chirurgicale de M. le docteur Poncet. Je laisse la parole à la *Médecine moderne*, qui analyse ainsi cette importante communication :

« Ces 22 prostatiques avaient comme âge moyen 65 ans. Tous étaient des prostatiques à peu près exclusivement mécaniques, sans accidents d'empoisonnement urinaire. Il s'agissait donc de prostatiques présentant des troubles fonctionnels plus ou moins graves : rétention complète ou incomplète, exigeant des cathétérismes plus ou moins répétés, envies fréquentes d'uriner, dysurie, cystites, etc. Chez tous ces malades, l'opération a produit une amélioration notable, et c'est en moyenne 8 à 15 jours après l'opération que le mieux s'est produit.

« Dans 16 cas, les malades, qui ne pouvaient uriner qu'avec la sonde, ont uriné spontanément et la miction est redevenue facile dans 6 cas. Dans 10 cas, les urines qui étaient troubles sont devenues limpides. Chez 6 malades, les urines sont restées purulentes et les envies fréquentes d'uriner ont persisté. Chez tous ces opérés, le toucher rectal a révélé, dès les premiers jours, une diminution de la prostate qui est allée s'accentuant avec le temps.

« L'innocuité de l'intervention permet de conclure à ses indications chez les sujets atteints de prostatisme, son action paraissant d'autant plus marquée que les troubles fonctionnels sont plus récents et qu'ils se rattachent à une hypertrophie prostatique caractérisée par une certaine résistance élastique et des phénomènes congestifs plus ou moins marqués du côté de l'organe.

« Les prostates dures, déjà scléreuses, peuvent également s'atrophier ; mais, en pareil cas, l'atrophie est plus lente et la diminution des troubles fonctionnels ne marche pas de pair avec elle. Il semble qu'à un exo-prostatisme succède une sorte d'endoprostatisme avec déformation, rétrécissement du canal de l'urèthre prostatique, d'où la persistance des troubles fonctionnels.

« La résection des canaux déférents doit donc être préférée à la castration : cette dernière doit être, à moins d'indications tout à fait exceptionnelles, rejetée ; on doit donner la préférence à la résection des canaux déférents. Quand le prostatisme s'accompagne d'accidents graves, locaux et généraux, d'infection urinaire, la résection des canaux déférents est incapable de les conjurer ; il faut, en pareille occurence, remplir les indications souvent urgentes par la cystostomie sus-pubienne (opération de Poncet), qui, dans nombre de cas, restera toujours l'opération de choix. »

Relativement à l'opération de Poncet, c'est-à-dire à la cystostomie sus-pubienne, je me permets de ne pas être de cette opinion. Comme on le verra en effet, plus loin, le bain *cupro-galvanique* de vessie réussit à calmer très rapidement les douleurs intolérables de la vessie et doit être préféré à cause de son inocuité.

Le Dr Nové-Josserand a publié, dans le n° 40 du *Lyon Médical*, un travail très intéressant sur la section des canaux déférents, basé sur quarante-six observations, dont trois personnelles, et qui est de nature, comme le dit le *Bulletin médical* du 18 novembre dernier, à entraîner les convictions.

Il me reste à dire que, malgré tous ces excellents résultats, et quoique les suites opératoires aient toujours été simples et l'opération sans gravité, je donne à tous mes prostatiques le conseil de se soumettre au traitement organo-thérapique thyroïdien et à l'électrolyse en masse de la prostate avant toute intervention sur les canaux déférents. Les magnifiques guérisons obtenues par moi, en dehors de toute opération, avec le traitement médical seul ou associé à l'électricité, sont plus éloquentes que je ne pourrais l'être. Je suis du reste, et resterai le partisan dévoué de la chirurgie conservatrice.

Qu'il me soit permis, pour terminer cette partie de mon traité, de mettre sous les yeux du lecteur un très intéressant article écrit il y a un an déjà, pour « *l'Union scientifique* » par mon savant confrère le docteur Mette, de Paris.

HISTORIQUE

du Traitement de l'Hypertrophie de la Prostate

PAR LE Dr METTE, DE PARIS

———

USQU'A ces dernières années on a essayé de combattre l'Hy-
« pertrophie de la prostate en administrant par la voie
« gastrique des médicaments altérants comme l'iodure de
« potassium à faibles doses et l'arsenic, sans aucun résul-
« tat. On a de même essayé l'hydrothérapie périnéale, même échec.
« Puis les chirurgiens urinaires ont tenté la *prostatomie* et la *pros-*
« *tatectomie* (section ou ablation de la prostate), opérations tou-
« jours très graves et le plus souvent mortelles, 8 fois sur 10. On
« en était réduit au cathétérisme évacuateur et aux lavages de la
« vessie, traitement palliatif et non curateur. En 1884, le
« Dr Launois, se basant sur ce fait que l'absence d'un testicule
« entraîne l'atrophie du lobe prostatique correspondant, proposa
« la *castration* pour remédier à l'hypertrophie prostatique,
« mais il ne put mettre ses idées en pratique, et il faut arriver
« à 1893 pour voir la littérature chirurgicale s'enrichir de deux
« observations de castration pratiquées par Ramm, de Christia-
« nia, avec le plus grand succès et un complet résultat. A partir de
« ce moment cette opération devint à l'ordre du jour en France et
« à l'étranger. Mais la répugnance de l'homme pour une telle mu-
« tilation et les résultats de la suppression de ses attributs sur son
« moral firent que l'opération fut rarement acceptée, et par con-
« séquent rarement pratiquée. A la fin de 1894, le Dr Bazénerie
« fit *avec plein succès* une castration chez un prostatique de
« 60 ans qui eut tant de chagrin de la perte des témoins de sa
« virilité qu'il fut frappé de troubles intellectuels dont il mit
« près de six mois à guérir. D'autres cas analogues s'étant
« manifestés, les chirurgiens y regardèrent pour entreprendre
« une telle opération. La même année, Isnardi fit une communi-
« cation à l'académie de Turin sur la guérison de l'hypertrophie
« de la prostate par la *section après ligature des canaux défé-*
« *rents*, se basant sur ce fait que l'isolement anatomique et la

« séparation physiologique des deux appareils testiculaire et
« prostatique par la résection bi-latérale des canaux déférents
« fait diminuer l'état congestif de la prostate. Ce procédé a en
« effet tous les avantages de la castration sans en avoir les incon-
« vénients. Par cette opération, les fonctions sexuelles ne sont
« pas supprimées, sauf bien entendu que cette section cause la
« stérilité. A partir de ce moment, cette opération se répandit en
« France. Les Drs Bazénerie, Guyon, Legueu, Routier la prati-
« quèrent couramment et avec plein succès. Mais fallait-il donc
« sectionner les canaux déférents de tous les prostatiques ? Tel
« ne fut pas l'avis de la plupart des chirurgiens et en particulier
« du Dr Bazénerie qui pensa avec raison que l'on devait réserver
« ce procédé pour les prostatiques rétentionnistes incurables par
« d'autres moyens. C'est alors qu'il essaya, parallèlement avec
« certains chirurgiens américains, l'*Electrolyse en masse de la*
« *prostate*, pour laquelle il fit construire un électrolyseur spécial,
« ainsi que le traitement médical organothérapique thyroïdien
« d'après la méthode Brown-Séquard. Ses tentatives, imitées par
« Reinert de Tübingue, réussirent admirablement, et l'on peut
« dire que, grâce au Dr Bazénerie, on possède aujourd'hui dans
« ce traitement combiné le moyen de guérir de nombreux pros-
« tatiques, sans avoir recours à la section des canaux déférents.
« Cette dernière opération ne doit du reste être employée qu'en
« cas d'échec de la *médication organothérapique* et de l'Electrolyse
« en masse de la prostate. Le traitement organothérapique thy-
« roïdien, est basé sur ce fait scientifique bien connu, qu'il existe
« entre la glande thyroïde et le système génital des rapports
« physiologiques du plus grand intérêt. On observe en effet que
« dans la première partie de la vie génitale et aussi longtemps
« que la glande thyroïde reste normale, la prostate aussi reste
« normale, et que l'hypertrophie prostatique ne se produit que
« vers le déclin de la vie génitale, à l'époque même où la glande
« thyroïde s'atrophie. On conçoit très bien alors qu'en restituant
« aux prostatiques les éléments thyroïdiens, on puisse ramener
« la prostate à la régression et même à l'état physiologique. Dans
« la prochaine conférence qu'il doit faire sur ce sujet à l'*Union*
« *scientifique*, le Dr Bazénerie se propose de traiter cette impor-
« tante question avec tout le développement qu'elle comporte et
« de soumettre des observations de guérison d'hypertrophie de
« la prostate vraiment remarquables et qui le placent au premier
« rang des chirurgiens urinaires de notre époque. »

OBSERVATIONS DE GUÉRISONS

De l'Hypertrophie de la Prostate et de ses Troubles urinaires

Guérison par le traitement médical seul

M. P..., 52 ans, membre de l'Université, m'est adressé de la province par son médecin, le 23 décembre dernier. A l'interrogatoire, ce malade présente tous les symptômes du prostatique. Il a été atteint d'une rétention aiguë il y a deux mois, rétention qui a cédé à un grand bain d'une heure de durée. Il urine 8 ou 10 fois, de 2 heures du matin à 6 heures, avec des efforts douloureux. Il ne s'est jamais sondé, éprouvant une répugnance invincible pour le cathétérisme. J'explore son urèthre, et je ne trouve aucun rétrécissement. Au niveau prostatique, l'explorateur dévie à gauche, le reste du trajet uréthral s'effectue normalement. L'index introduit dans le rectum constate une hypertrophie moyenne du lobe droit de la prostate et du lobe moyen. Le lobe gauche est intact. Je soumets le malade au traitement médical, qu'il suit deux mois avant de revenir me voir. Je l'examine de nouveau à la fin de février. L'amélioration est notable, les lobes droit et moyen ont sensiblement diminué. Les fonctions urinaires s'effectuent assez bien. Il n'urine plus que 2 fois la nuit. Je lui conseille de continuer son traitement encore deux mois. Je le vois arriver dans les premiers jours de mai, la figure radieuse : « Je suis complètement guéri, docteur », me dit-il. En effet, la prostate au toucher est normale, il n'urine plus la nuit, son jet est redevenu puissant et a repris sa force de projection.

M. C..., ancien boulanger, habitant Lyon, homme de haute taille, très amaigri, vient me consulter au mois d'octobre dernier. Il souffre beaucoup, son moral est frappé. Il urine 10 à 12 fois dans la seconde moitié de la nuit, 6 à 8 fois pendant la journée. Il est atteint d'incontinence incomplète, c'est-à-dire qu'il ne peut retenir son urine lorsque le besoin d'uriner se fait sentir. Les médecins de Lyon l'ont soumis à un traitement resté sans effet. Je l'examine avec soin. Sa vessie remplie, et il vient cependant d'uriner sous mes yeux environ 150 gr., remonte jusqu'à l'ombilic. Elle ne se contracte plus, c'est de la rétention incomplète et chronique, car il y a six ans qu'il vit ainsi. Cette rétention incomplète ne lui permet que d'uriner par *regorgement* et *au moment même du besoin*. Le canal est libre, mais le méat est anormalement étroit. Le toucher de la prostate par le rectum nous fournit des renseignements précieux. La prostate est uniformément hypertrophiée et de la grosseur d'une mandarine. Sa dureté est moyenne et je porte le diagnostic d'hypertrophie par congestion, étant donné l'état même de la muqueuse rectale qui est épaissie, chaude et lardacée. Je commence à débrider le méat. Puis je soumets le malade au traitement médical et au régime approprié. Le premier mois se passe sans beaucoup de changement. Le deuxième mois du traitement voit déjà les symptômes s'amender. Les envies d'uriner sont moins fréquentes, et surtout moins irrésistibles. La constipation a disparu, le malade prend courage. Le troisième mois l'amélioration continue. Les mictions ne se font plus que 5 fois la nuit et 3 fois le jour. L'appétit est bon, la gaîté est revenue. Enfin le quatrième mois voit la fin de la maladie. La prostate au toucher est redevenue normale, la muqueuse rectale est saine, les mictions sont régulières et bonnes, la vessie se vide bien. La joie de M. C... est inexprimable, car il n'espérait pas guérir. On aurait été attristé à moins, après avoir subi sans résultat six ans de traitement dans la seconde ville de France.

———————

M. K..., colonel en retraite, 69 ans, homme fort et vigoureux, se présente à mon cabinet au mois de novembre dernier, adressé par son médecin. Il est atteint de rétention complète chronique, et est obligé de vider sa vessie 5 ou 6 fois la nuit et autant le jour. Il souffre d'un spasme vérico-uréthral qui se produit au moment de la sortie des dernières gouttes d'urine par la sonde. Avant de se sonder, il éprouve une assez violente douleur dans la vessie. Il ressent dans le canal un sentiment de brûlure, et est atteint d'un léger écoulement blanc laiteux. J'examine sa prostate et je la trouve uniformément grosse comme une orange, mais peu dure. C'est une hypertrophie totale. La vessie ne contient pas de pus. A l'exploration de l'urèthre, je constate un rétrécissement *large* laissant pénétrer une sonde n° 17, et situé derrière le collet du bulbe. Le malade se tourmente beaucoup et parle de se détruire. Il me demande de le guérir par n'importe quel moyen, voire même par la section des canaux déférents. Je lui explique que, selon moi, il peut guérir sans cette intervention, que son hypertrophie prostatique a pour cause son rétrécissement, et qu'une fois le rétrécissement guéri, il a toutes les chances de guérir par le traitement médical. Il se rend à mon avis et je l'opère de son rétrécissement le jour même, puis je le soumets au traitement organothérapique thyroïdien. Deux mois après, sa prostate avait diminué des 3/4 et il urinait presque normalement. Le quatrième mois il était tout à fait guéri. Tous les mois je reçois du colonel une lettre de remerciement.

———————

M. Q..., bijoutier à Paris, 57 ans, homme grand et maigre, très délicat, m'est adressé par M. le D' Straus, professeur à la Faculté de Paris, médecin des Hôpitaux, membre de l'Académie de Médecine, dans la deuxième quinzaine d'octobre de l'année dernière. Il urine par regorgement et est atteint d'incontinence. C'est un prostatique rétentionniste avec distension vésicale. Il ne souffre pas énormément, mais il est obligé de porter depuis 6 mois un urinal en caoutchouc. Sa prostate est de la grosseur d'un œuf de pigeon. Le lobe moyen est intact; les deux lobes latéraux sont envahis par l'hypertrophie. J'explore son canal et je constate un rétrécissement *large* laissant facilement passer un explorateur n° 16, situé dans la région membraneuse. Je lui explique que la première chose à faire est de guérir le rétrécissement par l'électrolyse linéaire. Huit jours après, je l'opérais de son rétrécissement et le soumettais au régime et au traitement médical. Au bout de deux mois il ne perdait plus d'urine et pissait comme autrefois. La prostate avait repris son volume.

———————

Guérison par le traitement médical et l'électrolyse en masse de la prostate

M. R..., officier supérieur en retraite, 64 ans, vient me consulter le 14 novembre. C'est un homme bien conservé, de forte corpulence. Il se plaint d'uriner 10 à 12 fois la nuit, de 3 heures à 7 heures du matin. Le jour, sa vessie semble se vider convenablement. Ses urines sont troubles, et à la fin de chaque miction, quelques gouttes de pus apparaissent au méat. Ses digestions sont pénibles, son appétit capricieux. Il a de la constipation. J'explore son urèthre et je ne constate pas de rétrécissement. La boule de l'explorateur s'arrête au niveau de la prostate et nécessite une petite poussée pour vaincre l'obstacle et arriver à la vessie. Je retire l'explorateur et j'introduis une sonde à grande courbure. Je vide la vessie, j'en retire un quart de verre de pus et je fais des lavages méthodiques avec trois litres d'eau borico-phéniquée tiède. A l'exploration rectale, au moyen de l'index, je trouve une prostate de la grosseur d'un œuf de poule. L'hypertrophie porte sur les trois lobes. Je propose au malade le traitement médical, ainsi que des lavages antiseptiques de la vessie *sans sonde.* Fin janvier, le malade revient me voir. Il n'a plus de pus dans la vessie, mais il urine presque aussi souvent la nuit. La prostate n'a pas diminué, mais elle me semble moins dure au toucher. Je lui pratique l'*électrolyse galvanique* de la prostate dix fois, par séance de dix à douze minutes, à deux jours d'intervalle chacune. 30 à 40 milliampères sont employés chaque fois sans que le malade accuse de douleurs. Puis je lui ordonne de continuer le lavage de la vessie, le traitement médical et le régime approprié pendant un mois après mon intervention. Dans les premiers jours de mars, je reçois du malade une lettre que je transcris fidèlement : « Mon cher docteur, depuis vos opérations d'électrolyse de ma prostate, je me trouve comme en paradis. Ma constipation a disparu, mon appétit est revenu, mes digestions se font bien, je n'urine plus qu'une fois la nuit, je n'ai plus de pus dans la vessie, je ne souffre plus ; en un mot, je suis guéri. Que faut-il faire maintenant ? Dois-je continuer mon traitement médical, mon régime, etc.? Je vous remercie de tout mon cœur de vos bons soins et je bénis le Ciel tous les jours d'envoyer de temps en temps sur la terre des savants comme vous pour guérir les humains si mal partagés que moi en santé. Je garde aussi pour mon médecin, qui m'a adressé à vous, la plus grande reconnaissance. Recevez, Monsieur et cher docteur, l'assurance de mon amitié sans bornes. Signé R..., officier en retraite. » Ma réponse à cette lettre fut de continuer le traitement médical et le régime approprié encore un mois et de venir me voir au bout de ce temps. Le 6 avril, je recevais la visite de M. R..., et après examen, je constatai que le pus avait disparu de la vessie, la prostate était normale, la miction était redevenue parfaite, en un mot que mon prostatique était bien guéri. Dans ce cas, comme en beaucoup d'autres, le traitement médical a été insuffisant, il a fallu y joindre l'électrolyse en masse de la prostate.

M. B..., brasseur, 48 ans, homme sanguin et puissant, habitant le Nord, vient me consulter le 2 février dernier. Comme antécédents pathologiques, je relève quatre blennorrhagies dont la dernière remonte à 14 ans. Depuis 4 ans, il est atteint de troubles urinaires qui l'affectent beaucoup. Plusieurs fois il

lui est arrivé de rester plusieurs heures sans pouvoir uriner. Il ne s'est jamais
sondé et il lui suffisait de descendre dans sa cave et d'y séjourner accroupi
20 à 25 minutes pour voir apparaître l'urine. Les dernières gouttes de la miction sont pénibles et se font avec effort. Des hémorrhoïdes abondantes ont
envahi depuis longtemps son rectum et le gênent considérablement. A l'exploration je trouve un canal libre, une vessie saine, mais qui a perdu de sa contractilité. La prostate est de la grosseur d'une petite orange et uniformément
hypertrophiée. Je le soumets au traitement médical pendant deux mois et je
n'obtiens qu'un résultat médiocre. Si les envies nocturnes d'uriner ont diminué, les mêmes phénomènes de rétention persistent.

Je le soumets quatre fois à l'*Electrolyse en masse de la prostate* par séance
de douze minutes et je lui continue le traitement médical. Au bout de quinze
jours le malade m'écrit qu'il va mieux et qu'il viendra me voir dans trois
semaines. Je le revois à la fin de mai et je constate une amélioration très
grande. Les accès de rétention ne se sont pas reproduits, il ne souffre plus pour
uriner. Son jet est devenu meilleur. La prostate a diminué de moitié. Je le soumets de nouveau à une série de trois électrolyses et lui continue son traitement médical. Dans les premiers jours de juillet je revois mon malade et je
constate qu'il est guéri. Sa prostate est normale, ses mictions régulières, ses
nuits sont excellentes, son appétit n'est plus capricieux, ses digestions sont
bonnes, ses fonctions sexuelles s'effectuent convenablement. Ses hémorrhoïdes
seules subsistent encore, mais sont très amoindries. Ce malade est guéri, mais
le traitement médical seul n'aurait pas été suffisant, il a fallu pratiquer sept
électrolyses en masse de la prostate. Ce cas est remarquable à cause de l'âge
de M. B..., et de la ténacité de la maladie, pour la guérison de laquelle deux
séries d'interventions électriques ont été nécessaires.

M. P..., négociant à Bourges, 68 ans, homme très délicat, très amaigri, très
nerveux, m'est adressé au mois de février dernier par son pharmacien. Ses
désordres urinaires sont terribles. Il ne s'est jamais sondé. Au moment d'uriner, il est pris de douleurs affreuses et ce n'est qu'après s'être roulé sur le
parquet pendant quelques minutes qu'il peut uriner goutte à goutte. Il ne
mange plus, est très constipé, souffre dans les reins et éprouve au périnée un
sentiment de pesanteur inexprimable. Sa prostate est peu développée. Le lobe
moyen fait une légère saillie en *croupion de poulet* dans la vessie. Je le soumets
à l'électrolyse en masse de la prostate. Huit séances à deux jours d'intervalle
sont nécessaires pour amener un soulagement. Je lui conseille le traitement
thyroïdien. A la fin du premier mois, il urine presque normalement, et cependant le lobe moyen a peu diminué. Je recommence une série de six électrolyses
et je lui continue le traitement. Au bout du deuxième mois il est complètement guéri ; tout est rentré dans l'ordre.

M. C..., ancien juge, 74 ans, homme très sensible et très affaibli, vient me
consulter le 10 janvier dernier. Il est atteint de rétention aiguë revenant au
moindre écart de régime, surtout après le coït, car malgré son âge il a conservé
toutes ses facultés. En dehors de cette rétention aiguë, il urine avec un peu de
retard, mais enfin il vide bien sa vessie. Sa prostate est peu volumineuse,

mais très dur. C'est une hypertrophie totale. Sur sa demande, je lui fais quatre séances d'électrolyse de la prostate à deux jours d'intervalle, et je le soumets au traitement médical. Je le revois un mois après, il n'a eu qu'une seule rétention et n'a plus de retard dans la miction. Je lui refais quatre autres séances d'électrolyse dans les mêmes conditions que les premières, et je lui recommande de continuer son traitement médical. Au bout de trois mois ses accès de rétention aiguë ont cédé et n'existent plus, sa prostate a repris sa consistance normale et son volume primitif. Il est complètement guéri. Tous les mois j'ai de ses nouvelles qui continuent d'être excellentes.

Guérison par la section des canaux déférents
Impuissance dans ce cas du traitement médical et de
l'Electrolyse en masse de la prostate

M. X..., 64 ans, grand manufacturier, homme fort et vigoureux, m'est adressé en janvier par le docteur Luton, directeur de l'école de médecine de Reims. Comme antécédents pathologiques, je relève seulement trois blennorrhagies dont la dernière remonte à 39 ans. Les premiers troubles urinaires constatés par le malade remontent à 9 ans et ont débuté par des besoins fréquents d'uriner la nuit, entre une et trois heures du matin et pendant toute la durée de la toilette. Petit à petit la force de projection a diminué et le jet d'urine tombe actuellement à ses pieds. Il éprouve des douleurs dans les aines, au périnée et dans les ailes du ventre. L'urine, très claire à l'émission, se trouble dans le vase. Il connaît sa maladie et toute l'étendue des dangers qu'il court depuis sa première rétention. J'examine son urèthre et sa vessie. L'urèthre est tortueux, mais sain. La vessie est sensible, et se contracte bien. Rien d'anormal dans les urines. — L'index introduit dans le rectum trouve une prostate énorme, hypertrophiée en masse, mais me paraissant peu dure et me donnant lieu d'espérer la guérison avec le traitement médical, le régime approprié et l'*Electrolyse en masse* de la prostate. Mais deux mois après l'application rigoureusement faite et suivie de mes indications, le malade revient me voir et c'est à peine s'il éprouve un sentiment de mieux. Il trouve qu'il souffre moins, mais il urine aussi souvent. La prostate, au toucher, n'a pas diminué de volume. Je lui propose la section des *canaux déférents* que je pratique le 23 mars à son hôtel à Paris, en présence de mon distingué confrère le docteur Cahen de Saint-Denis. Le troisième jour les troubles urinaires tendent à disparaître. Les besoins sont moins fréquents, les efforts de la fin de chaque miction moins grands. Les douleurs n'existent plus, l'appétit est bon. L'opéré se lève le neuvième jour. Les mictions sont presque normales. La prostate a diminué de plus de moitié. Un mois après je revois le malade, sa guérison est complète. La prostate est normale. Les mictions sont régulières. Le jet d'urine est lancé. Le malade est tout à fait guéri.

M. D..., rentier, 76 ans, habitant Paris, m'est adressé le 10 septembre par son médecin, le Dr Vergne, de Paris. C'est un homme très affaibli, au teint jaune, mangeant peu, très constipé, et souffrant beaucoup. Il est obligé de se sonder toutes les 2 heures, depuis son premier accès de rétention aiguë qui remonte à 10 ans. Le passage de la sonde devient de plus en plus difficile et l'urèthre de plus en plus sensible. « J'ai la prostate, docteur, grosse comme le poing, c'est le D' Guyon qui me l'a dit, lorsqu'il m'a donné ses soins. Il m'a dit aussi de vivre avec mon ennemi et que cela pourrait encore aller loin comme cela. Mais je vois bien qu'avec les accès de fièvre qui m'arrivent, mes jours sont comptés et que le D' Albarran, l'élève de M. Guyon, qui m'a aussi soigné ces temps derniers, avait raison de dire à un de mes amis que je ne verrais pas le premier de l'an. Mon médecin m'adresse à vous comme le spécialiste de Paris le plus au courant de ma maladie. » J'examine le malade, sa prostate est en effet de la grosseur du poing, la vessie fort malade a perdu de sa sensibilité et de sa contractilité. Le canal est tuméfié, on passe difficilement le n° 14 et non sans douleurs. Il n'y a pas de doute, le malade fait de l'empoisonnement urineux. Je suis de l'avis de M. Albarran, si l'on n'intervient pas, le malade ne verra pas le jour de l'an. Je propose au vieillard la section galvano-électrique, après ligature, des canaux déférents, pratiquée déjà par moi avec plein succès, et il accepte avec empressement.

Le 14 septembre, je l'opère chez lui après avoir anesthésié la région opératoire avec la solution de chlorhydrate de cocaïne, formule Reclus, et m'être entouré de toutes les précautions aseptiques et antiseptiques· Je commence par le côté gauche, je pratique à la peau une incision de cinq centimètres sur le trajet du cordon spermatique sans la moindre douleur. J'arrive au canal déférent, je fais deux ligatures à deux centimètres d'intervalle et je sectionne au galvano-cautère entre les deux ligatures. Je referme la plaie par quatre points de suture et j'applique un pansement antiseptique. Même opération à droite. Le tout a duré une demi-heure. Je mets à l'opéré une sonde à demeure, afin de ne pas être obligé de le sonder toutes les deux heures.

J'enlève la sonde à demeure à la fin du troisième jour. A partir de ce moment, jusqu'au sixième jour, il n'est plus nécessaire de sonder l'opéré que toutes les 6 heures. Le dixième jour le malade me demande à se lever et se lève 4 heures. Pendant son lever, il urine sans sonde pour la première fois depuis 10 ans. Son appétit est bon, la fièvre urineuse a disparu. La constipation a fait place à des selles régulières. Le quinzième jour j'explore la prostate, elle est réduite de plus de moitié. Je soumets mon opéré à un régime tonique, tout en le surveillant : Deux mois après l'opération le jet d'urine est aussi fort que le permet une vessie affaiblie. Il n'urine plus qu'une fois la nuit et encore sans sonde. J'examine la prostate, elle est redevenue normale. Malgré ses 76 ans, M. D… est tout à fait guéri et me montre tous les jours une reconnaissance inimaginable.

M. D…, rentier, 79 ans, habitant la province est alité depuis six mois. Il me prie d'aller le voir dans son pays. Je me décide et me rends auprès de lui le 10 novembre dernier. Depuis huit mois, il n'a vécu que de lait, sa langue est rôtie. Il fait de l'empoisonnement urineux. C'est un grand urinaire. Il est sujet à des pissements de sang, aussi est-il très affaibli. Sur sa demande et celle de sa famille, assisté du médecin du pays qui donne le chloroforme réclamé par le malade, je pratique la section des canaux déférents. En une demi-heure, l'opération est terminée, et une sonde à demeure est établie. Le réveil est bon, l'opération bien réussie. Je quitte le malade le soir même, après avoir donné à son médecin les indications voulues. Je n'ai des nouvelles du malade qu'au bout de dix jours. Il se lève et urine seul. Sa prostate, très grosse avant l'opération, a diminué d'un quart environ. Enfin l'appétit est revenu. Deux mois après, le malade est complètement guéri de ses troubles urinaires, et cependant, me dit son médecin, « la prostate n'a encore diminué que de moitié. Mais peu importe que la régression de sa prostate soit complète, s'il ne souffre plus et urine convenablement. » Je suis absolument de l'avis de mon confrère.

M. T.., propriétaire à Lille, 67 ans, m'est adressé par son pharmacien. C'est un prostatique à la deuxième période dont il éprouve tous les accidents. Il n'accepte ni l'électrolyse en masse de la prostate, ni le traitement thyroïdien et réclame de moi la section *galvano électrique* des canaux déférents. Aucune contre indication ne s'y opposant, je lui pratique la section à son hôtel, à Paris, assisté de mon excellent confrère, le docteur Saison. Quinze jours après l'opération, le malade repartait pour son pays, bien portant, mangeant bien, dormant bien et urinant normalement. Je ne l'ai pas revu depuis l'opération pratiquée en février, mais tous les quinze jours il m'écrit qu'il va de mieux en mieux. Je reçois à l'instant une lettre dans laquelle il me dit qu'il est guéri et me sera reconnaissant toute sa vie.

N. B. — Le cadre de ce traité ne m'a pas permis d'y faire figurer un plus grand nombre d'observations de guérisons d'hypertrophie de la prostrate. J'ai choisi celles qui m'ont paru les meilleures pour éclairer les lecteurs. Je les ai groupées en trois séries de quatre observations chacune, quatre pour le traitement médical seul, quatre pour le traitement médical avec électrolyse en masse de la prostate, quatre pour la section galvano-électrique, après ligature, des canaux déférents.

VESSIE

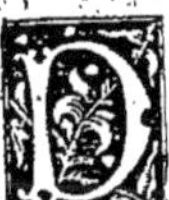 **Description.** — La vessie est un réservoir musculo-membraneux, dans lequel s'accumule l'urine venue des reins par les uretères, jusqu'au moment où les contractions vésicales l'expulsent au dehors par l'urèthre. Chez l'homme adulte elle a la forme d'un ovoïde dont la grosse extrémité regarde en haut, et dont le grand diamètre est oblique de haut en bas et d'avant en arrière. Sa capacité est très variable, selon les sujets ; elle peut être de 300 à 400 grammes et même plus ; mais, en réalité, à l'état physiologique, elle est exactement représentée chez chaque individu par la quantité d'urine qu'elle contient quand le besoin d'uriner se fait sentir. Elle est fixée dans le petit bassin par de nombreux replis du péritoine dont elle est coiffée comme par une calotte ; par sa partie inférieure qui se continue avec l'urèthre et la prostate ; par des ligaments antérieurs qui s'attachent à la face postérieure du pubis ; enfin par trois ligaments suspenseurs, sorte de cordons fibreux, vestiges de la vie fœtale, qui partent de sa partie supérieure pour s'insérer à l'ombilic.

Surface extérieure de la Vessie. — Pour faciliter l'étude des rapports de la vessie avec les organes qui l'entourent, on divise sa surface extérieure en six parties : Une face antérieure, deux faces latérales, une face postérieure, une base et un sommet.

Face antérieure. — Cette face regarde en avant ; quand la vessie est vide, elle est entièrement cachée derrière le pubis ; quand elle est pleine, elle s'applique contre la paroi abdominale ; au fur et à mesure que la vessie se remplit, le péritoine qui la recouvre se déprime entre elle et cette paroi, et forme ainsi un cul-de-sac de 4 à 5 centimètres au-dessus du pubis. Ce cul-de-sac permet d'aborder la face antérieure de la vessie sans blesser le péritoine. Aussi c'est elle que l'on sectionne pour extraire la pierre dans la taille hypogastrique, ou pour pratiquer la cystotomie sus-pubienne (opération de Poncet) C'est par elle que l'on fait la ponction de la vessie avec l'aspirateur Potain. Quand la vessie est distendue par l'urine ou un liquide qu'on y a introduit, elle se présente, au-dessus du pubis et au-dessous de la paroi abdominale sous forme d'une énorme tumeur mate à la percussion. Entre la vessie et le pubis, il existe un espace celluleux que l'on nomme cavité de Retzius.

FACES LATÉRALES. — Ces faces n'apparaissent que lorsque la vessie est pleine. Elles sont en rapport à ce moment avec le releveur de l'anus et les canaux déférents.

FACE POSTÉRIEURE. — Cette face est très variable dans ses formes et ses dimensions. Quand la vessie est vide elle est trian-

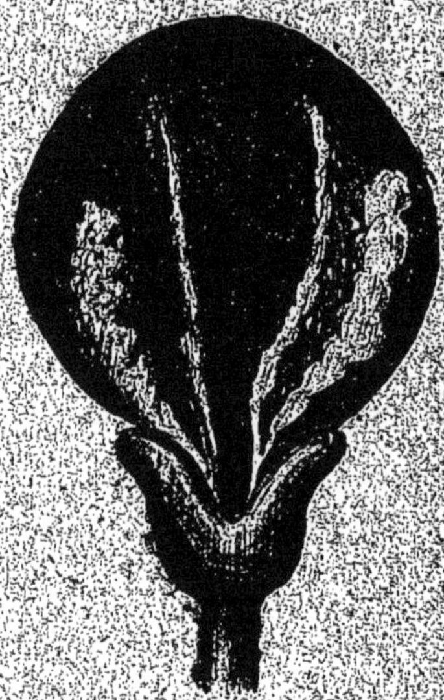

Figure 8, dessinée par l'Auteur

LÉGENDE. — Cette figure représente la vessie, la prostate, les deux glandes séminales et les ampoules des deux canaux déférents.

gulaire à sommet supérieur ; quand elle est pleine, elle est convexe et beaucoup plus grande, et regarde en haut et en arrière. Entièrement recouverte par le péritoine elle repose sur le rectum. Elle est aussi constamment en rapport avec le côlon et les anses grêles intestinales.

BASE. — La base de la vessie est assise sur la base de la prostate. En arrière, elle repose sur le rectum dont elle n'est séparée que par l'aponévrose prostato-périnéale, et est en rapport avec les vésicules séminales, et les canaux déférents. Cette disposition anatomique permet au moyen du toucher rectal : — 1° de sentir et de reconnaître une sonde métallique introduite dans la vessie ; 2° de constater l'existence d'une tumeur ou d'un calcul vésical ; 3° d'arriver à la vessie sans blesser le péritoine ; 4° de refouler la vessie en haut par l'introduction dans le rectum d'une poche de caoutchouc que l'on peut gonfler au degré voulu avec de l'air ou de l'eau ; enfin de se rendre compte pourquoi un *lavement laudanisé*, un *cône médicamenteux*, ou tout autre *topique*, peuvent apporter le calme dans une vessie malade.

SOMMET. — Le sommet de la vessie est entièrement mobile et en rapport dans toutes ses positions avec les anses intestinales. Il donne naissance par son centre à l'*ouraque*, et par ses faces latérales, aux artères ombilicales oblitérées qui constituent les trois ligaments suspenseurs de la vessie déjà décrits. Sa direction est celle de l'ombilic qu'elle regarde.

Surface intérieure de la Vessie. — La surface intérieure de la vessie présente les mêmes divisions topographiques que la surface extérieure. Chez l'adulte, la paroi interne de la vessie est d'un blanc grisâtre ; au lieu d'être lisse comme chez l'enfant, elle prend un aspect aréolaire. Ce fait résulte d'une hypertrophie par îlots, de faisceaux de la couche musculaire sous-jacente. Chez certains sujets ces faisceaux sont tellement hypertrophiés qu'ils forment dans la vessie de véritables colonnes (*vessie à colonnes*).

La muqueuse, soulevée par les parties hypertrophiées, se déprime dans leurs intervalles, et ces dépressions sont quelquefois si considérables qu'elles constituent dans la vessie de véritables cellules (*vessie à cellules*) où des calculs peuvent pénétrer et s'enchatonner.

TRIGONE VÉSICAL. — La seule partie intéressante de la surface intérieure de la vessie est sa base. En l'examinant d'avant en arrière, on y rencontre une petite surface triangulaire, toujours lisse et unie, nommée *Trigone vésical* ou de Lieutaud, en rapport avec la prostate. C'est à son niveau que la vessie présente sa plus grande épaisseur. Le trigone vésical a la forme d'un triangle équilatéral dont la base est située en arrière, et dont les côtés varient de 2 à 5 centimètres de longueur, suivant que la vessie est vide ou pleine. Chacun des angles de ce triangle possède un orifice. A son angle antérieur débouche le canal de l'urèthre, à

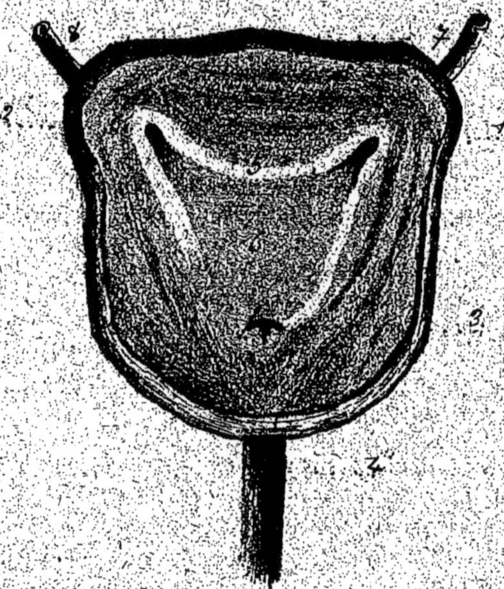

Figure 9, dessinée par l'Auteur

LÉGENDE. — 1, 2, Orifices internes des uretères représentant les angles posté-rieurs du trigone vésical. — 3, Orifice interne de l'urèthre formant l'angle intérieur du trigone vésical. — 4, Urèthre. — 5, Bourrelet interurétérique. — 6, Surface triangulaire du trigone. — 7, Uretère gauche. — 8, Uretère droit.

ses deux angles postérieurs, les uretères, sous la forme d'une petite fente taillée en biseau. Entre ces deux orifices s'étend un bourrelet saillant, le *bourrelet interurétérique*.

BAS-FOND DE LA VESSIE. — La partie de la face intérieure de la base de la vessie, située en arrière du trigone, est le *bas-fond de la vessie*. Il est en rapport avec les vésicules séminales et l'ampoule des canaux déférents. Il a la forme d'une dépression ellipsoïde transversale qui est plus ou moins accusée, selon que la *saillie* du bourrelet interurétérique est plus ou moins grande.

Chez le vieillard, la profondeur du bas-fond de la vessie est considérablement augmentée, d'une part, par la hauteur du bourrelet interurétérique qui est très développé, et d'autre part, parce que la prostate, en s'hypertrophiant, soulève le trigone vésical. C'est dans ce *bas-fond* que les calculs vésicaux s'accroissent et que séjourne, après les mictions, l'urine que les contractions vésicales ont été impuissantes à expulser.

Le *sphincter* et le *col vésical* ont été décrits avec l'urèthre, je n'y reviendrai pas.

Structure de la Vessie. — La vessie est formée par trois tuniques. La tunique externe est séreuse, la moyenne musculaire, l'interne muqueuse. Elle renferme en outre des artères, des veines et des nerfs.

Tunique séreuse. — Cette tunique dépend du péritoine. Elle recouvre le sommet de la vessie, ses faces latérales et sa face postérieure ; puis elle se jette sur les régions environnantes et forme ainsi, autour du réservoir urinaire, un cul-de-sac circulaire : le *cul-de-sac périvésical*. En avant, elle gagne de la face antérieure, la paroi abdominale, pour former au-dessus du pubis quand la vessie est distendue, le *cul-de-sac prévésical* dont j'ai déjà parlé. En arrière, en passant de la vessie sur le rectum, elle donne naissance au *cul-de-sac vésico-rectal* qui est la partie la plus déclive de la cavité péritonéale. Elle est reliée à la face externe de la tunique moyenne par du tissu cellulaire lâche. Quand une vessie trop distendue vient à se rompre, l'urine fait irruption dans le péritoine et occasionne une péritonite mortelle.

Tunique musculaire. — Les fibres musculaires qui constituent cette tunique sont des fibres lisses. On les divise en *fibres longitudinales*, ce sont les plus *superficielles*, en *fibres circulaires* et en *fibres plexiformes profondes*. Toutes ces fibres sont reliées solidement entre elles par du tissu cellulaire. Ainsi unies, ces trois couches musculaires constituent un seul et même muscle : le *muscle vésical*. Sa fonction consiste à expulser, par ses contractions, l'urine de la vessie dans l'urèthre, qui la déverse au dehors. C'est le *muscle expulseur* de l'urine.

Tunique muqueuse. — La muqueuse vésicale tapisse la surface intérieure de la vessie tout entière. Elle fait suite à la muqueuse des uretères et se continue avec celle de l'urèthre. Sa couleur est blanchâtre chez l'enfant, cendrée chez l'adulte, rougeâtre chez le vieillard, par suite des congestions sanguines auxquelles elle est si souvent et si facilement exposée. Elle est très peu épaisse, mais très résistante. Sa surface extérieure se moule sur la tunique musculaire à laquelle elle adhère fortement; sa surface intérieure ou épithéliale est en contact continuel avec l'urine.

ARTÈRES, VEINES ET NERFS DE LA VESSIE. — Les artères de la vessie sont : les vésicales inférieures et supérieures, les vésicales antérieures et les vésicales postérieures. Elles se ramifient dans les parois de la vessie et constituent dans le chorion un réseau fin et délié. La région du trigone est la plus vascularisée. Les veines abordent toutes les parties de la vessie et se jettent dans le plexus veineux vésico-prostatique.

Les nerfs sont fournis par le plexus hypogastrique.

MALADIES DE LA VESSIE

énéralités. — Les maladies de la vessie sont très communes. Cela tient, du reste, à sa situation anatomique et à ses fonctions. On se rend très bien compte que la plupart des maladies des reins doivent avoir sur cet organe un retentissement considérable. Tantôt, en effet, ce sont de petits calculs que l'urine entraîne des reins dans la vessie où ils séjournent et se développent avec tous leurs accidents; tantôt encore c'est une néphrite purulente qui déverse son pus dans ce réservoir et l'empoisonne.

Nous avons vu, d'autre part, en étudiant les rétrécissements de l'urèthre et l'hypertrophie de la prostate, que presque toutes leurs complications ont pour siège la vessie. On peut donc dire

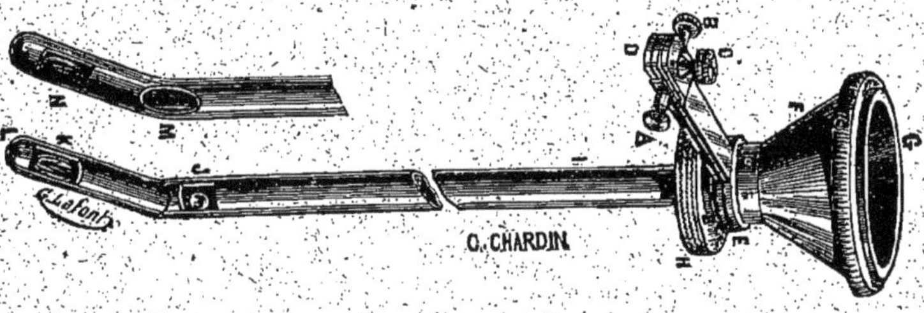

Figure 10.

LÉGENDE. — Cette figure représente le *Cystoscope* perfectionné dont je me sers pour l'éclairage électrique de la vessie.

d'une façon générale que les maladies de la vessie ne sont, le plus souvent, que la conséquence de l'état morbide des autres parties de l'appareil urinaire. Jusqu'à ces dernières années, leur traitement était encore incertain, car il était très difficile de pouvoir établir, *dans les ténèbres*, un diagnostic positif. Mais aujourd'hui, grâce à la *lumière électrique*, on est parvenu à *éclairer* l'intérieur de la vessie, que l'on peut *examiner* aussi facilement qu'on examine la *bouche*, par exemple. Avec de tels moyens, il est aisé de comprendre que l'on soit arrivé à la précision dans le diagnostic, ce qui était impossible avant ce mode d'éclairage adapté au *cystoscope*, et, comme conséquence, à instituer un traitement rapidement curateur.

CYSTITE AIGUË

Étiologie. — On nomme *cystite* l'inflammation de la vessie quelles qu'en soient la nature et l'étendue. C'est de beaucoup la plus fréquente des affections vésicales. Elle peut être aiguë ou chronique. Les causes de la cystite admises par les auteurs sont très nombreuses. Il faut mettre au premier rang le *traumatisme*, contusions ou froissement de cet organe ; le traitement intempestif et irrationnel des uréthrites ; la cantharide ; les diurétiques irritants — bière, cresson, asperges ; — l'augmentation, dans l'urine, des phosphates et de l'acide urique ; les rétrécissements de l'urèthre ; les calculs vésicaux ; l'hypertrophie de la prostate, les tumeurs et les tubercules de la vessie ; la propagation à la vessie de l'inflammation des organes voisins ; la blennorrhagie ; les néphrites ; la constipation ; les hémorrhoïdes ; l'abus des boissons alcooliques ; les excès vénériens, et surtout l'action du froid humide.

Sous l'influence de l'une quelconque de ces causes, l'inflammation de la muqueuse vésicale peut se produire et déterminer un état de réceptivité favorable au développement des agents infectieux, les microbes. Je suis, sur cette question, complètement de l'avis de mon confrère, le Dr Guyon. Je n'admets pas l'infection vésicale, en un mot, la présence du pus dans la vessie, sans altération primitive de la muqueuse vésicale. C'est elle qui débute, le microbe vient après, sinon le sondage le mieux pratiqué serait le plus souvent une cause d'infection, ce qui, heureusement, n'est pas. La muqueuse de la vessie n'est ouverte aux microbes qu'autant qu'elle est à l'état pathologique, c'est-à-dire enflammée, malade, et c'est alors seulement que le microbe s'y implante et s'y développe avec tous ses accidents.

Le Dr Guiard a prouvé qu'une injection d'urine ammoniacale purulente ne faisait jamais naître la *cystite* dans une *vessie intacte et saine*, et qu'elle apparaissait très rapidement, au contraire, dans une vessie *traumatisée* et malade. Il résulte de ces expériences et de celles de Voillemier qu'un sondage, même *septique*, serait impuissant à déterminer une cystite dans une vessie SAINE. Dans une thèse très remarquable soutenue, il y a peu de temps, devant la Faculté de Médecine de Paris, le Dr Reblaud s'en tient, dans ses conclusions, aux idées du Dr Guyon et aux miennes par conséquent. En réalité, le microbe ne peut cultiver dans une *urine* et une *vessie saines*; mais s'il survient une rétention, une congestion, une altération quelconque de la muqueuse sous l'influence d'une des causes générales citées au début de ce travail, le microbe s'y développera et, en même temps qu'il décomposera l'urée, il produira le pus.

Examinons maintenant les voies de pénétration des microbes dans la vessie enflammée. Elles sont multiples et complexes. Le Dr Posner vient de prouver par des faits cliniques irréfutables et que j'ai moi-même eu lieu de constater bien souvent dans ma pratique, que le coli-bacille ou *bacterium coli commune*, pour ne citer que lui, peut pénétrer dans la vessie par la *circulation*. Plus récemment encore, les gynécologues ont établi la migration directe du même bacille à *travers la paroi vésicale*. Personne ne songe plus à contester l'infection spontanée tuberculeuse ou blennorrhagique. La propagation par l'urèthre offre aussi le plus grand intérêt pratique, et l'on sait que la migration de ses microbes peut se faire *spontanément*, si le sphincter vésical est paralysé. Même en dehors de ce cas particulier, les microbes de la cystite viennent le plus souvent de l'urèthre, dans lequel ils habitent normalement chez l'homme, et pénètrent dans la vessie à travers les plaies, les ulcérations et les éraillures, toutes solutions de continuité que peut déterminer, soit le sondage le plus parfait, le plus aseptique, soit *toute autre cause*. Il découle de ces faits que le chirurgien ne doit pas pratiquer de cathétérisme sans s'entourer de tous les soins aseptiques les plus rigoureux.

Les principaux microbes de la cystite sont : le *bacterium coli commune*, le *bacillus ureæ*, le *micrococcus ureæ*, le *staphylococcus pyogenes aureus*, le *streptococcus ureæ*, etc. etc.

Symptômes. — La cystite aiguë est caractérisée par trois symptômes constants : 1º la *fréquence* des envies d'uriner; 2º la *douleur;* 3º la *présence* du *pus* dans les urines.

La *fréquence* est très variable. Elle peut être de 10 à 15 fois par 24 heures dans les cas légers, de 20 à 30 dans les cas moyens et dé 100 à 120 dans les cas très graves. Non seulement il y a fréquence, mais le besoin est irrésistible, impérieux ; le malade urinerait dans son linge s'il n'obéissait pas de suite à ce besoin.

La *douleur* est naturellement liée à la fréquence. Très forte au début de la miction, elle s'atténue peu à peu pour reparaître avec les dernières gouttes d'urine. Quelquefois elle est atroce et s'accompagne de la sortie involontaire des matières fécales. Enfin, souvent les dernières gouttes d'urine donnent dans l'urèthre une sensation de brûlure effrayante.

Le *pus* apparaît toujours dans les urines au cours de la cystite. Il est surtout abondant au commencement et à la fin de chaque miction. Il est facile de constater ce fait en faisant uriner le malade dans trois verres et cette constatation est de la plus haute importance. En effet, si le premier jet d'urine contient beaucoup de pus, c'est que l'inflammation est localisée au *trigone* et à l'urèthre profond. Si le dernier jet est le plus chargé de pus, c'est que l'on est en présence d'une inflammation du col.

Certaines formes de cystites s'accompagnent d'hématurie ou pissement de sang. L'expérience des trois verres nous permet encore de savoir que le sang est émis au col, s'il correspond aux dernières contractions de la vessie ; contrairement aux prostatiques dont les urines sanguinolentes pendant toute la durée de la miction prouvent que le corps de la vessie prend part à l'hématurie.

Durée, complications, pronostic. — L'évolution de la cystite varie avec l'individu chez lequel elle s'est développée. Certains sujets sont tellement prédisposés que l'on voit paraître et disparaître chez eux des accès de cystite sous l'influence du moindre excès, du plus petit écart de régime, du plus petit refroidissement. Les cystites *sans* lésion des organes urinaires guérissent généralement très vite. Celles qui sont liées à des rétrécissements, à des calculs, les cystites des prostatiques, sont plus rebelles. Quoiqu'il en soit, il n'est pas permis d'affirmer la guérison tant que l'examen bactériologique n'a pas démontré la stérilité du contenu vésical. Des complications quelquefois graves peuvent survenir. L'épithélium de la muqueuse peut se mortifier sur certains points et se détacher en lambeaux que l'urine entraîne avec douleur. On a créé de nombreuses variétés de cystites, mais toutes peuvent être ramenées au type que j'ai décrit.

Traitement. — Le traitement de la cystite est multiple et

6

dépend de la cause dont elle émane. Se trouve-t-on en présence d'un rétrécissement ? Il faut s'empresser de le détruire par l'électrolyse linéaire de façon à permettre à la vessie de se vider. La cystite survient-elle à la suite d'un traumatisme de la vessie ? Il faut le plus souvent mettre une sonde à demeure et pratiquer des lavages antiseptiques. Coïncide-t-elle avec une *pierre* dans la vessie ? Il faut par un traitement palliatif et modificateur ramener le plus de calme possible dans l'organe, et aussitôt ce résultat obtenu, opérer par la taille hypogastrique, etc., etc. Le traitement médical est favorable dans bien des cas. Le bromure, le salol, le santal, le buchu, le myrtol, la térébenthine, l'opium, la morphine, la cocaïne sont de précieux adjuvants. Les lavages de la vessie sans sonde rendent souvent les plus grands services. Il en est de même des grands bains tièdes prolongés, des lavements laudanisés et des purgatifs. Mais chaque cas exige un traitement spécial et par conséquent un diagnostic rigoureux et précis. Or, le diagnostic de la cystite est parfois délicat, alors même que la triade symptomatique est au complet, car il existe des *fausses cystites*, qui bénéficient toujours de l'abstention des moyens actuels de traitement.

CYSTITE CHRONIQUE

Symptômes. — Toutes les causes capables de produire la cystite aiguë peuvent engendrer la cystite chronique. Elle survient du reste le plus souvent à la suite de la cystite aiguë, qui passe peu à peu à l'état chronique; mais elle peut aussi s'établir lentement, sournoisement, comme cela a lieu chez les prostatiques rétentionistes, qui sont obligés de se sonder tous les jours. Il est fréquent aussi de voir, dans le cours d'une cystite chronique, survenir des poussées aiguës plus ou moins intenses, plus ou moins longues. La cystite chronique, comme la cystite aiguë, possède les trois symptômes : *fréquence des envies d'uriner, douleur,* et *présence du pus* dans l'urine.

La *fréquence,* dans la cystite chronique dite douloureuse, ne le cède en rien à celle de la cystite aiguë. Dans la cystite chronique ordinaire, elle est en général peu accentuée, sauf quelquefois chez les vieillards prostatiques.

La *douleur* est liée à la fréquence. Elle se traduit par une sensation de brûlure ou de cuisson au début de l'émission de l'urine, disparaît pendant que l'urine s'écoule et reparaît avec les dernières gouttes d'urine. Elle est souvent atroce dans la cystite chronique dite douloureuse. Elle envahit non seulement la région vésicale, mais encore l'urèthre, les membres inférieurs et le rectum, où elle provoque du ténesme et des épreintes affreuses.

L'*abondance* du *pus* dans les urines est fort variable ; elle est généralement plus accentuée au commencement et à la fin de la miction, ce qui prouve que l'inflammation prédomine au col vésical. Quand on trouve du pus dans l'urine du milieu de la miction, on peut être certain que l'inflammation s'est propagée à une plus grande étendue de la vessie. L'urine émise, trouble ou simplement louche, abandonne dans le fond du vase un dépôt plus ou moins abondant. Si l'urine qui surnage ce dépôt est claire, c'est qu'il n'existe chez le malade que de la cystite; si elle est trouble, c'est qu'il existe en même temps de l'inflammation des

reins ou néphrite. L'aspect du pus dans les urines est très différent selon les cas. Tantôt il est jaune, louable ou verdâtre; tantôt
il se présente comme un nuage ou sous forme de filaments
(muco-pus); tantôt c'est une matière laiteuse, gluante, visqueuse
et adhérente au vase. C'est cette dernière forme de pus qui constitue le *catarrhe vésical*. Cette matière visqueuse provient de la
transformation du pus que fournit la muqueuse de la vessie par
l'action de l'ammoniaque de l'urine.

L'odeur de l'urine est souvent très forte, piquante, ammoniacale. Les microbes de la cystite chronique sont les mêmes que
ceux de la cystite aiguë.

La cystite chronique peut exister assez longtemps sans avoir
un retentissement très grave sur l'état général. Quoiqu'il en soit,
il arrive toujours à un moment donné que les malades s'affai-
blissent, prennent le teint pâle et terreux; la peau devient sèche,
la langue pâteuse, l'appétit peu marqué, les digestions pénibles.
Alors le pus augmente, la néphrite purulente se déclare et ils suc-
combent.

Variétés. — Les lésions de la muqueuse vésicale qui ont lieu
dans la cystite chronique sont très diverses et ont permis de la
diviser, pour en faciliter l'étude, en un certain nombre de *variétés*.
C'est ainsi que l'on décrit une *cystite pseudo-membraneuse*, une
cystite gangréneuse, une *cystite ulcéreuse*, une *cystite fongo-vasculaire*. Quant à moi, je ne considère ces différentes formes que
comme des complications de la cystite chronique ordinaire et j'ai
la conviction que l'on peut éviter ces graves accidents si l'on sait
se soigner à temps et s'en remettre pour cela à un spécialiste
expérimenté. Les symptômes, du reste, diffèrent peu de ceux de
la cystite chronique type que j'ai décrite, et les signes de ces
diverses complications, n'étant appréciables que par le chirurgien
seulement, ne sauraient trouver leur place dans ce traité.

Traitement. — Les conditions à remplir pour traiter avec
succès une cystite chronique sont très complexes. La première
des indications à satisfaire est de supprimer la cause qui a pu la
faire naître : rétrécissements, calculs vésicaux, corps étrangers,
tumeurs diverses, etc., etc. La seconde est de désinfecter la vessie
par des lavages antiseptiques, ordinaires ou à double courant. On
doit chercher à réaliser par tous les moyens possibles l'antisepsie
de l'urine, en tenant compte bien entendu de la tolérance gastrique
du malade. Les instillations ou les injections vésicales modifica-

trices, au sublimé ou au nitrate d'argent, donnent souvent les meilleurs résultats. Malheureusement la vessie ne les supporte pas toujours très bien et on voit éclater, sous leur influence, des accès de fièvre urineuse ou une recrudescence de la douleur. En somme, le traitement habilement conduit consiste : 1° à *vider* la vessie avec la sonde, méthodiquement et selon les règles ; 2° à la *laver* convenablement ; 3° à l'*instiller* pour modifier sa muqueuse. Cette triple réalisation tendra naturellement à diminuer l'inflammation et par conséquent le pus, la fréquence des envies d'uriner et enfin la douleur. Mais il arrive aussi que, malgré la diminution du pus, l'amélioration de la muqueuse et l'asepsie de l'urine, les douleurs persistent sans qu'on puisse en expliquer la raison et deviennent même atroces, intolérables, incompatibles avec la vie. Comment soulager de telles souffrances ?

Jusqu'à ces derniers temps, on en était réduit à suivre les traditions de l'Ecole chirurgicale et à pratiquer l'opération de Poncet, qui consiste à ouvrir le ventre et la vessie, puis à suturer la vessie à la paroi abdominale en laissant une ouverture, dite *méat hypogastrique*, destinée à évacuer l'urine. Il est juste de reconnaître que, presque dans tous les cas, cette opération arrête brusquement la douleur. Mais les inconvénients d'uriner par un tube fixé dans le bas-ventre et les autres conséquences graves qui résultent de cette intervention font que les malades ne l'acceptent pas toujours et préfèrent succomber.

La science en était là, lorsque mes études en Electrothérapie me permirent d'espérer que les douleurs vésicales devaient être justiciables de l'électricité, au même titre que les douleurs en général. Sans tarder, je me mis à l'œuvre. Mes efforts furent bientôt couronnés de succès, et ce sont ces résultats merveilleux que j'ai publiés en avril dernier dans le journal *Le Phare médical*, que je mets dans les mêmes termes sous les yeux du lecteur. Cet article m'a valu de nombreuses lettres de félicitations des confrères qui en ont pris connaissance. J'espère que personne n'osera cette fois s'attribuer ma découverte, qui a, du reste, fait l'objet d'un pli cacheté à l'adresse de plusieurs sociétés savantes.

DU TRAITEMENT ÉLECTRIQUE

DES DOULEURS VÉSICALES

Par le Docteur BAZÉNERIE

(Article extrait du journal *Le Phare médical* du 1ᵉʳ avril 1897, reproduit dans la *Revue internationale d'Électrothérapie* et de *Radiothérapie*, numéro de juin et juillet).

LA question des douleurs vésicales domine, à mon sens, toute la pathologie des voies urinaires. C'est pour cela que leur traitement a si légitimement préoccupé de tout temps le médecin. Je n'ai pas l'intention dans ce court travail d'étudier leur étiologie ; je me contenterai d'indiquer le procédé que j'emploie dans un certain nombre de cas, procédé entièrement électrique, pour en délivrer le malade. Les résultats thérapeutiques que j'ai obtenus depuis deux ans, me confirment dans cette idée que l'électrothérapie aura été le meilleur des moyens employés jusqu'ici. Appelé à soigner tous les ans un contingent important de maladies des voies urinaires et en particulier de cystites graves, de prostatites à la 3ᵉ période, de tuberculose vésicale, de cystalgie, etc., et après avoir essayé les moyens classiques, la plupart du temps sans résultats appréciables, j'avais tenté la galvanisation intra-vésicale, sous la forme de bains galvaniques de la vessie. Bien souvent, par ce moyen, j'obtenais chez mes malades un soulagement momentané de leurs douleurs vésicales. Mais après quelques jours d'accalmie les douleurs reparaissaient aussi fortes, aussi violentes. En somme, si je calmais, je ne guérissais pas.

M'étant souvenu des bons effets microbicides et des actions électrolytiques secondaires obtenus avec le cuivre rouge électrolytique à la fin de 1891, par le Dʳ Gautier, là où l'action électrolytique simple était restée inefficace, l'idée me vint de remplacer le fil de platine dont je me servais comme électrode intra-vésicale, par un fil de cuivre rouge. Les résultats ne tardèrent pas à se faire attendre et je puis dire qu'ils furent très satisfaisants. J'ai eu l'occasion de mettre en pratique mon procédé de

bain galvanique de la vessie avec le cuivre rouge comme électrode intra-vésicale dans 21 cas différents ; 11 fois dans le spasme
vésico-uréthral si douloureux des prostatiques, 6 fois dans les
cystites chroniques très douloureuses (cystites pseudo-membra-
neuses ou ulcéreuses, cystite-fongo-vasculaire), 3 fois dans
la tuberculose vésicale, une fois dans une cystalgie très intense,
et toujours l'élément douleur a disparu avec rapidité et sans
récidive. Ce traitement est immédiatement applicable toutes les
fois que la vessie peut contenir 150 à 200 grammes de liquide,
quantité nécessaire pour pouvoir agir efficacement et sans danger. Si la vessie douloureuse ne pouvait contenir cette quantité
de liquide, il serait nécessaire de la rendre tolérante et de la
dilater progressivement et avec douceur par des lavages antiseptiques à l'eau boriquée à 3 0/0, afin de lui donner la contenance
ci-dessus. Chez deux malades, j'ai dû anesthésier la vessie avec
de la cocaïne, pour la dilater, tellement les douleurs de la dilatation étaient violentes ; chez un autre, j'ai dû pratiquer l'anesthésie chloroformique.

Voici la description du procédé que j'emploie. Il n'exige
qu'un outillage peu compliqué et dont il est très facile de réaliser
l'asepsie.

1o Remplir la vessie aussi doucement que possible, presque
goutte à goutte, jusqu'à tolérance, d'eau boriquée tiède à 3 0/0.
Se servir pour cela d'une sonde en gomme appropriée à l'état
du malade.

2o Introduire très lentement dans la vessie, par la sonde,
légèrement inclinée vers le pubis, un fil de cuivre électrolytique,
dont la longueur, calculée d'avance, dépassera d'un centimètre
environ l'œil de la sonde, dans la vessie. Ce fil de cuivre sera
relié au pôle positif. (On pourrait employer aussi, au lieu du fil,
une petite boule en cuivre rouge montée sur une tige garnie
d'une petite sonde.)

3o Le pôle négatif est en communication avec une plaque en
étain recouverte d'une peau de chamois et d'un gâteau de coton
hydrophile, le tout imprégné d'eau salée et appliqué sur la région
vésicale.

4o De la main gauche, tenir le pénis perpendiculairement au
bassin ; de la main droite, appuyer sur la plaque recouverte d'un
linge.

5o L'aide manœuvre la manette de la pile à courant
continu, dont l'opérateur suit l'action électrique sur un galvano.

mètre apériodique intercalé dans le courant positif et placé sous ses yeux.

6° Lorsque le galvanomètre indique 3 ou 4 milliampères avec les éléments fournis au départ, il faut attendre 2 ou trois minutes qu'il ait atteint 7 à 8 milliampères. On demande à l'aide 3 ou 4 nouveaux éléments et on arrive ainsi graduellement, en 5 ou 6 minutes, à 15, 16, 17, ...20 milliampères que l'on ne doit pas dépasser. Au bout de dix à douze minutes, le malade accuse un sentiment de chaleur qui s'étend de la vessie à la plaque et qu'il ne peut supporter plus longtemps. La manette est alors ramenée lentement à zéro, puis on renverse le courant de façon à donner avec 5 ou 6 éléments, 3, 4, ou 5 milliampères en négatif dans la vessie pendant une ou deux minutes. La manette étant de nouveau ramenée à zéro, on retire d'abord avec douceur le fil de cuivre, puis la sonde, et on engage le malade à conserver le plus longtemps possible le contenu de sa vessie. S'il était pris d'un besoin impérieux, il viderait ce qui serait nécessaire à son soulagement et garderait le reste, jusqu'à une nouvelle miction. La durée de l'opération ne doit en aucun cas dépasser 20 minutes.

Si maintenant nous examinons l'extrémité vésicale de la tige de cuivre rouge, nous constatons qu'elle a subi l'action électrolytique et qu'il s'est formé dans la vessie de l'oxychlorure de cuivre naissant, en faible quantité, c'est possible, mais en quantité suffisante pour agir comme médicament microbicide et analgésique. Si le lendemain nous examinons les urines, nous y retrouvons, par les réactifs, la présence du cuivre. J'ai souvent obtenu le calme complet des douleurs vésicales en une seule séance; d'autres fois, il m'a fallu 3 ou 4 séances et plus. Enfin, phénomène remarquable, les malades supportent moins bien les séances, au fur et à mesure qu'on se rapproche de la sédation, et le sentiment de chaleur, dont j'ai parlé plus haut, apparaît souvent au bout de 5 ou 6 minutes et avec 10 à 12 milliampères seulement.

Que conclure maintenant de ces résultats, autrement qu'en attribuant à l'oxychlorure de cuivre naissant, sous l'influence *électrolytique secondaire*, une action microbicide et analgésique bien définie! Quant aux conséquences que peut avoir le bain *cupro-galvanique* dans le traitement des douleurs vésicales, elles peuvent être considérables et capables de calmer l'ardeur de certains chirurgiens qui sont impuissants, dans ces cas, à soulager les malades, autrement que par l'opération de Poncet.

OBSERVATIONS DE GUÉRISONS

Nota. — Depuis l'époque à laquelle a paru l'article ci-dessus, j'ai eu l'occasion d'appliquer mon procédé de bain *cupro-galvanique* de vessie dans de nombreux cas de douleurs vésicales, et chaque fois les résultats ont été les mêmes. Voici, du reste, quelques-unes des observations que j'ai recueillies. Je les ai choisies parmi les plus anciennes, afin de leur assurer toute leur valeur.

M. B..., 74 ans, officier supérieur en retraite, homme fort et vigoureux, est atteint d'une hypertrophie partielle de la prostate. Sa vessie se vide très mal et il urine 15 à 18 fois la nuit et autant le jour avec des douleurs épouvantables. A la dernière goutte de chaque miction, et souvent même à vide, le spasme vésico-uréthral le torture. Avant tout, il demande à être débarrassé de ses douleurs. Je lui donne un bain cupro-galvanique de la vessie. La séance est assez bien supportée, la nuit suivante est meilleure, les douleurs sont moins vives. Je recommence le lendemain, et la nuit suivante est encore meilleure que la précédente. Le spasme existe toujours, mais il est moins fréquent et presque supportable. Après la sixième séance, le malade n'a plus de douleurs vésicales, il urine souvent encore, mais comme il ne souffre plus, il est très satisfait. Le nitrate d'argent et toutes les autres médications en usage avaient échoué. J'ai revu le malade quatre mois après, il se sonde 5 ou 6 fois par 24 heures, mais ne souffre plus.

M. D..., 44 ans, pharmacien en province, homme de haute taille, au teint plombé, est sujet à des accès de fièvre urineuse. Il n'a jamais eu de maladies vénériennes. Il est atteint d'incontinence incomplète le jour, complète la nuit. Chaque fois qu'il veut essayer d'uriner le jour, il éprouve des douleurs intolérables. Sa vessie est incontenante, c'est à peine si elle contient 45 grammes de liquide urinaire. En cinq jours je la dilate sous l'anesthésie cocaïnique, et comme elle peut contenir à ce moment 250 grammes, je lui donne le bain *cupro-galvanique*. Après trois séances, il est considérablement amélioré. Il n'a plus d'incontinence, il urine 3 fois la nuit et 5 ou 6 fois le jour et presque sans souffrance. La septième séance est couronnée de succès, le malade ne souffre plus. Je continue la dilatation de la vessie et ma sonde s'étant trouvée obstruée, je la retirais et ramenais dans son œil un énorme lambeau de muqueuse légèrement teinté en vert, coloration due à n'en pas douter, à l'oxychlorure de cuivre naissant. Les jours suivants les mêmes faits se reproduisent de telle sorte qu'en dix jours je sortis de la vessie 6 à 8 grammes de ces mêmes lambeaux de muqueuse. Mon malade était atteint de cystite fongo-vasculaire. Il put repartir pour son pays après 18 jours de traitement. Sa vessie contenait alors 650 grammes, il urinait 4 à 5 fois le jour et une fois la nuit. Examinée au cystoscope, sa vessie paraît parfaitement guérie; du reste, il ne souffre plus. Les lettres qu'il m'écrit tous les huit jours me prouvent qu'il continue de bien aller. Tous les moyens employés jusqu'ici avaient échoué.

Mme C..., âgée de 31 ans, accouchée il y a 8 mois, souffre horriblement de douleurs vésicales. Son mari est mort tuberculeux, et elle présente elle-même des lésions pulmonaires au sommet droit diagnostiquées par le regretté professeur Strauss qui me l'adresse. Ses mictions sont fréquentes, pénibles et douloureuses. Sa matrice est en bonne position et elle n'a pas de *cystocèle*. Je la sonde et je retire de sa vessie 5 à 6 grammes de pus environ que je me propose d'examiner au microscope, et je la remets à quelques jours plus loin.

Le pus fournit à l'examen le bacille de la tuberculose associé au coli-bacille. A son retour je lave la vessie, et comme elle peut contenir 150 à 200 grammes de liquide, j'institue le traitement par le bain *cupro-galvanique*. Dix séances sont nécessaires pour arriver à une sédation complète. A ce moment il n'y a, du reste, plus de pus dans sa vessie, elle urine normalement et ne souffre plus. Depuis huit mois, la guérison s'est maintenue.

Mme L..., 43 ans, femme chétive et délicate, tempérament nerveux, souffre de névralgies généralisées, mais elle est atteinte surtout depuis quatre mois d'une névralgie vésicale telle, qu'elle doit se faire dans les grands accès des injections de morphine de 3, 4, 5 centigrammes. Etant très raisonnable, elle ne demande pas mieux de cesser la morphine, à la condition que ses douleurs seront amoindries par un traitement. J'institue les bains *cupro-galvaniques*, et en six séances j'arrive à la débarrasser complètement. Ses mictions sont redevenues normales, elle ne souffre plus. Depuis 15 mois rien n'a reparu; elle est donc bien guérie.

M. M..., 79 ans, homme grand et maigre, très affaibli et très fatigué, m'est adressé le 20 juin dernier par un de ses amis, général de division en retraite, que j'avais guéri. Depuis six mois, il souffre beaucoup d'un spasme vésico-uréthral. Il a essayé tous les traitements de l'*Ecole chirurgicale*, sauf la *cystotomie sus-pubienne*, à laquelle il n'a voulu se résoudre avant d'avoir essayé, comme il dit, de l'*Ecole électrolytique*. J'examine son urèthre; il est très sensible, mais normal quant au calibre. Sa prostate n'est pas hypertrophiée. Malgré cela, il urine 15 fois le jour au moins et 10 fois la nuit. Le spasme se produit à la sortie des dernières gouttes d'urine et quelquefois la vessie vide. Il n'a pas de catarrhe vésical. Vraisemblablement il est atteint de sclérose vésicale. Après 8 jours de traitement, sa vessie peut facilement supporter 200 grammes d'eau boriquée tiède. Je le soumets alors aux bains *cupro-galvaniques* de vessie, en présence de mon confrère le Dr Bouhébène de Paris. Au troisième bain seulement, le calme commence à apparaître et ce n'est qu'au douzième bain *cupro-galvanique* que le malade éprouve un soulagement complet. Il n'urine plus actuellement que 6 fois le jour et 3 fois la nuit et *absolument sans douleur*. Sa satisfaction est complète et il déclare vouloir se contenter de cette grande amélioration.

MALADIES DE LA VESSIE

non décrites dans ce Traité

COMME je le dis dans le préambule, j'ai limité ce traité à certaines maladies de la vessie. Pour être complet, il me resterait encore à décrire l'incontinence essentielle, les troubles urinaires d'origine nerveuse, la parésie et la paralysie de la vessie, les calculs vésicaux et les tumeurs diverses, cancéreuses et non cancéreuses. Je me réserve de les décrire dans le grand traité auquel je travaille depuis deux ans déjà. Je me contente de dire ici que, sauf la *pierre*, je traite toutes ces maladies par des procédés électriques qui me sont propres, et qui me donnent les meilleurs résultats. Si certaines de ces maladies sont encore au-dessus des ressources de l'art, on arrive par un traitement habilement conduit à en atténuer les symptômes et à donner une survie relativement longue aux malades.

J'ai actuellement opéré de la *pierre* un assez grand nombre de malades, sans jamais avoir eu d'insuccès. Je pratique la taille hypogastrique dans ce cas, opération qui offre selon moi autant de succès que la lithotritie, et qui n'a pas les mêmes accidents post-opératoires. Du reste, dans une récente discussion qui a eu lieu à la Société de Chirurgie, mon savant confrère, le Dr Lucas Championnière, chirurgien des Hôpitaux de Paris, s'est nettement prononcé pour la taille hypogastrique.

DE L'ÉLECTROLYSE
CHIRURGICALE

*Electrolyse* est une des formes de l'Électricité appliquée à la Chirurgie. Elle consiste à détruire, en les décomposant par le courant électrique, les liquides et les tissus morbides de l'organisme.

Faraday la découvrit au commencement de ce siècle, en décomposant de l'eau, dans laquelle il avait placé les deux pôles d'une pile en action. Il constata que l'hydrogène se portait au pôle négatif et l'oxygène au pôle positif. Ayant décomposé aussi une dissolution de sels dans de l'eau par le même procédé, il vit que l'hydrogène et les éléments basiques métalliques se portaient au pôle négatif, tandis que l'oxygène et les éléments acides se rendaient au pôle positif.

Davy, en 1807, répéta les expériences de Faraday et les confirma.

Bailly, médecin français, traita par l'électrolyse, en 1825, le liquide de l'ascite et en obtint la résorption.

Le Dr Fabré, de 1828 à 1832, guérit plusieurs hydrocèles par l'électrolyse.

Les Drs Tissier, de Récamier, Blandin, Roux, utilisèrent, de 1840 à 1846, l'électrolyse avec succès dans des cas analogues.

Ce fut un peu plus tard, vers 1850, que des essais sur la décomposition des tissus organiques par l'électrolyse furent tentés et fixèrent l'attention du monde savant.

En 1852, Leroy d'Etiólles publiait son mémoire sur l'*Electricité dans le traitement des rétrécissements de l'Urèthre.*

La question en était à ce point, lorsque Ciniselli, de Crémone, publia en 1862 ses remarquables travaux sur l'électrolyse, intitulés : *De l'action chimique de l'électricité sur les tissus vivants et de ses applications à la thérapeutique.* Depuis cette époque, la plupart des chirurgiens se livrèrent à l'étude de l'*Electrolyse* et généralisèrent ses applications à la pratique chirurgicale. Mais c'est Ciniselli, de Crémone, qui lui fit faire les plus beaux progrès et c'est à lui que revient l'honneur d'en avoir fixé les lois. En effet, ce savant démontra, d'une façon irréfutable, que les bases combinées aux acides à l'état de sels dans les tissus organiques se portaient au pôle négatif, pendant que les acides se portaient au pôle positif, et que, dans l'action électrolytique, le pôle positif produisait par conséquent une escharre *acide, dure, rétractile ;* et le pôle négatif, au contraire, une escharre *molle, alcaline,* non *rétractile.*

Il démontra en outre que l'Electrolyse se faisait sans élévation de température et que les deux pôles restaient froids pendant la durée de l'action électrolytique. Voilà pourquoi les opérations faites par l'Electrolyse ne sont pas douloureuses.

Il est hors de doute que l'on peut décomposer et détruire des tissus pathologiques avec l'Electrolyse. Il est facile du reste de se rendre compte de ces faits par l'expérience suivante : on prend un morceau de viande que l'on place sur une plaque en étain mouillée d'eau salée, reliée à l'un des pôles d'une pile à courant continu, et l'on fait agir l'autre pôle sur la viande. On met alors la pile en action et l'on voit le galvanomètre donner un nombre de milliampères en rapport avec la quantité d'éléments employés. Puis après quelques minutes de contact, on peut constater sur le morceau de viande, une destruction du tissu aux endroits électrolysés.

En présence de ces faits, il est aisé de se rendre compte de la *supériorité* de l'Electrolyse sur la méthode par les instruments tranchants. Mais, pour l'employer, il faut la connaître à fond et posséder tous les instruments électriques nécessaires à ses multiples applications. Voici du reste ce qu'en dit le Dr Guyon, professeur à la Faculté de Médecine de Paris, dans ses *Eléments de Chirurgie clinique* : « Il faut reconnaître, d'ailleurs, que, malgré les travaux remarquables et les applications de détail faites par plusieurs chirurgiens, la galvano-caustique et l'Electrolyse ne sont employées qu'exceptionnellement, à cause du maniement d'appareils coûteux et encombrants, de la difficulté de se passer d'aides spéciaux... Il faut néanmoins déclarer que cette méthode constitue des ressources précieuses et qu'elle offre des avantages dont le chirurgien ne saurait négliger l'utilisation dans bien des cas spéciaux. »

Les objections ci-dessus du Dr Guyon prouvent jusqu'à l'évidence que l'*Electrolyse chirurgicale* est un bon moyen, mais que pour la pratiquer, il faut être *spécialiste*, c'est-à-dire bien connaître la question et être pourvu des instruments électriques les plus parfaits. Il faut reconnaître alors les services étendus que peut rendre à l'humanité le *spécialiste*, qui a passé plus de dix années de sa vie à s'instruire dans une branche de la science, comme l'Electrolyse, et qui n'a reculé devant aucun sacrifice pour la mettre en pratique. En faisant l'histoire succincte de l'*Electrolyse chirurgicale* en elle-même, j'ai pensé être utile particulièrement aux rétrécis hésitants, aux sceptiques, qui souvent ne croient pas, et qui s'exposent à la mort, en acceptant des opérations avec des instruments tranchants, même maniés par les plus habiles chirurgiens. A propos du traitement des rétrécissements de l'urèthre, j'ai expliqué ce qu'était l'Electrolyse linéaire, je n'y reviendrai pas, si ce n'est pour dire que depuis plusieurs années, j'ai profondément modifié l'Electrolyseur uréthral, et qu'à l'heure actuelle, je possède un instrument parfait qui ne subira plus aucune modification. Ce qui prouve, du reste, la valeur de la méthode, c'est qu'un certain nombre de médecins, qui ont assisté à mes opérations de rétrécissement de l'urèthre par l'Electrolyse linéaire, l'emploient aujourd'hui. Mais on conviendra qu'il ne suffit pas d'avoir vu faire une opération seulement une fois, pour savoir. Il existe un tour de main, qui ne s'apprend que par la grande pratique. Il faut aussi admirablement connaître son courant électrique, de façon à ne donner que juste ce qu'il faut d'électricité. Il suffit de prévenir de ces faits les malades, pour qu'ils ne donnent leur confiance qu'à bon escient.

DE L'ÉLECTRICITÉ EN GÉNÉRAL

DANS SES APPLICATIONS A LA MÉDECINE

Qu'est-ce que l'*Electricité?* Toutes les définitions données jusqu'à ce jour par les savants sont incomplètes. Il est plus simple de dire avec lord Kelvin et M. Mascart, membre de l'Institut, que de l'*Electricité*, nous ne connaissons guère que les *apparences* et les *effets*; les origines nous échappent, et à plus forte raison son essence intime. Le dix-neuvième siècle aura vu l'*Electricité* grandir de toutes pièces sous ses formes pratiques, industrielles et médicales, et quelles que puissent être les merveilles dont les générations futures seront témoins, il est permis de dire qu'il aura mérité de s'appeler le *siècle de l'Electricité.*

« Il y a trente ans, en effet, à part la *télégraphie*, la *galvano-*
« *plastie* et quelques tentatives timides et grossières — d'un
« éclairage de luxe, — l'Electricité n'était guère encore, aux yeux
« des foules profanes, qu'un jeu de foire, une diablerie de labo-
« ratoire. A l'heure actuelle, en revanche, elle a envahi l'indus-
« trie au point d'apparaître comme l'instrument indispensable,
« partout où on a la sagesse de solliciter son concours. Elle a
« révolutionné, non-seulement les traditions et les conditions du
« travail, mais les mœurs publiques et privées, les habitudes socia-
« les, l'art lui-même, toutes nos façons de vivre et jusqu'à nos
« façons de penser. » (Emile Gautier.)

Aujourd'hui, dans nos grandes villes, le fluide électrique n'est-il pas distribué partout à domicile, comme le gaz et l'eau. Il circule de tout côté, sous nos pieds, sur nos têtes, sur nos maisons, pour nous donner la lumière électrique, transporter notre voix téléphonée, faire mouvoir nos tramways et enfin à la cuisine pour faire bouillir notre eau et rôtir nos côtelettes. N'est-ce pas à l'électricité que l'on doit encore, dans ces derniers temps, la photographie de l'invisible qui a rendu de si grands services dans le diagnostic des maladies.

Eh bien ! s'il n'est pas possible de douter de tous ces faits, puisqu'ils sont visibles, tangibles, il n'est pas davantage possible, non plus, d'émettre le plus petit doute sur l'action de l'électricité appliquée à l'art de guérir. Si les progrès réalisés par le fluide électrique dans les arts et l'industrie sont immenses, prodigieux, ils ne sont pas moins grands en médecine.

Duchêne, de Boulogne (1806-1875), dont la statue vient d'être inaugurée (27 juin 1897) par le gouvernement lui-même, grâce à son génie d'observation, a fait faire à l'électricité médicale — Electrothérapie — des progrès considérables. « L'œuvre « qu'il a laissée est une des plus grandes de cette époque. Sans « titre officiel, abandonné à ses propres ressources, en lutte pen-« dant longtemps contre des préventions de toute espèce, Du-« chêne, jusqu'aux derniers jours de sa vie, a enrichi la science « de découvertes importantes. Il a pour ainsi dire ouvert une ère « nouvelle à l'étude des affections nerveuses et musculaires, et « nul mieux que lui n'a montré toutes les ressources que l'on « peut tirer de l'emploi de l'électricité en médecine. » (Onimus.)

La vie du Duchêne a justifié l'exactitude de cette pensée de Victor Hugo, qu'il faut être mort pour avoir raison.

Ses élèves et ses imitateurs généralisèrent sa méthode. De toute part on se livra avec ardeur à l'étude de l'électricité sous toutes ses formes, statique, faradique, galvanique, etc., et les résultats obtenus par les Tripier, Vigouroux, Boudet, Onimus, Apostoli, d'Arsonval, Gautier et Larat furent merveilleux.

Malgré les remarquables travaux de cette pléiade de savants, un certain discrédit continue cependant d'exister sur l'Electricité médicale. Tous les jours, j'entends des malades me répéter qu'on leur a dit : « Vous vous faites soigner par l'Electricité ! Vous y croyez donc ? Moi, je n'y crois pas ! » Pourquoi donc ne croyez-vous pas à la puissance de l'action électrique en médecine et aux cures extraordinaires obtenues avec l'électricité, quand vous croyez à ses résultats industriels, au télégraphe, au téléphone, à la lumière électrique, à la photographie de l'invisible, etc., etc. ? Les causes de ce discrédit, les causes de cette défiance malheureuse pour ceux qui souffrent, ne sont pas difficiles à trouver, mais pour que l'on ne puisse pas m'accuser — *d'exagérations,* — je vais les mettre sous les yeux du lecteur sous formes de citations puisées aux meilleurs sources, et extraites des auteurs les plus recommandables par leurs titres et leurs travaux en électricité. Le premier ennemi de l'Electricité médicale serait le médecin lui-même, dont les connaissances en Electrothérapie seraient, la plupart du temps, presque nulles. Voici, du reste, ce que dit sur cette question, M. C. Chardin, ingénieur-électricien, dans son *Précis d'Electricité médicale.*

« L'Electricité médicale est loin d'être aussi répandue que
« pourraient le faire croire les succès éclatants dont elle s'est
« enrichie pendant ces dernières années.

« Cela tient, suivant nous :

« 1º A l'éducation même du médecin ;

« 2º A l'indifférence raisonnée des chefs... ;

« 3º Aux genres d'ouvrages qui s'offrent à l'esprit des inté-
« ressés.

« Il est inutile de s'étendre sur l'éducation électrique actuelle ;
« au dire de tous, mieux vaudrait presque ne rien savoir que de
« retenir les incomplètes théories qui sont élaborées pendant les
« études du médecin.

« Les chefs de nos services hospitaliers (à quelques exceptions
« près) se rappelant, sans doute, leurs années d'études où ces
« applications étaient considérées comme des passe-temps sans
« conséquence, ferment l'oreille aux éclatantes prouesses de cet
« agent, qui paraît être le maître de l'avenir scientifique... Quant
« aux ouvrages actuellement connus, ils émanent presque tous
« d'auteurs qui ont donné dans ce travers, d'être trop transcen-
« dants, trop techniques, trop mathématiques ; ou, ce qui est
« parfois plus décourageant encore, trop exclusifs ou sceptiques ;
« les uns n'attribuent d'effets heureux qu'à la francklinisation,
« d'autres à la galvanisation, à la faradisation... Aussi égare-t-on
« l'opinion des praticiens. Et alors, les nécessités journalières
« l'emportant sur une conviction à peine assise, le médecin
« néglige l'électricité, l'oublie, arrive à la *déconseiller* même,
« parce qu'il ne peut se mettre dans le cas désagréable d'être

7

« obligé d'appliquer un remède dont il ne *connaît* ni la théorie,
« ni la pratique. »

Tout ce que M. Chardin exprime dans les phrases ci-dessus
est incontestable ; mais ce qu'il omet de dire, c'est que pour se
livrer à la pratique de l'Electrothérapie, il faut posséder tous les
appareils nécessaires, et que la plupart des médecins, d'après le
Dr Pinel, n'en possèdent qu'un seul.

Voici, du reste, à ce sujet, l'opinion émise par cet auteur, il y
a quelques années.

« L'Electrothérapie ne peut être une science exacte qu'à la con-
« dition expresse d'être employée rationnellement. Un médecin
« qui ne possède qu'un seul appareil, avec lequel il traite indiffé-
« remment n'importe quel organe, emploie trop d'électricité ou
« n'en emploie pas assez. Or, l'excès en électricité est un défaut,
« qu'il soit en moins ou en plus. Le but n'est pas atteint ou bien
« il se trouve dépassé. N'est-ce pas cela qui faisait dire à certains
« médecins que l'Electrothérapie était une lame à deux tran-
« chants ? Sans doute la leur était ainsi. Elle avait guéri l'un et
« laissé mourir l'autre. Le raisonnement se basait sur la pra-
« tique. Et la pratique ne peut être parfaite qu'avec des appareils
« parfaits et non avec des *à peu près*, des *en tout cas*, comme
« ceux qui *armaient* et ARMENT encore les mains de certains pra-
« ticiens dont nous sommes, chaque jour, appelés à constater
« ou à réparer les erreurs. »

D'un autre côté, j'ajouterais encore à ces causes de discrédit
de l'électricité, qu'elle a subi, et subit tous les jours, l'envahisse-
ment de guérisseurs non diplômés, et l'âpreté aux gains de
certains professionnels qui, groupés en société, exploitent auda-
cieusement cette branche de l'art de guérir ; en se faisant négo-
ciants d'appareils électriques plus ou moins compliqués, dont le
malade ne peut, le plus souvent, se servir, ce qui le désoriente
et le dégoûte de l'Electrothérapie. Il est souvent bien difficile de
dissiper ensuite chez les malades les préventions et la défiance
nées sous l'empire des causes que j'ai exposées. Ils prennent
l'effet pour la cause, et font rejaillir sur l'Electrothérapie les
fautes commises par l'éducation ou la conduite des hommes.

Quoiqu'il en soit, on est en droit de dire avec Onimus « que

« l'électricité n'est plus, comme tant d'autres remèdes, une médi-
« cation d'engouement ou d'essai ; on peut affirmer qu'elle a
« passé cette période critique et que, dorénavant, son emploi se
« vulgarisera... Il est démontré que plusieurs affections ne sont
« guérissables que par l'emploi des courants électriques ; pour
« d'autres, l'électricité, sans être aussi indispensable, hâte sin-
« gulièrement la guérison ; enfin, l'état de beaucoup de maladies
« incurables est relativement amélioré par ce traitement. On
« peut dire que peu d'agents thérapeutiques ont à leur actif
« autant de titres et une valeur aussi incontestable. »

En présence de tous ces faits, on peut conclure que le doute
sur la guérison de beaucoup de maladies par l'électricité n'est
plus permis qu'aux ignorants.

TABLE DES MATIÈRES

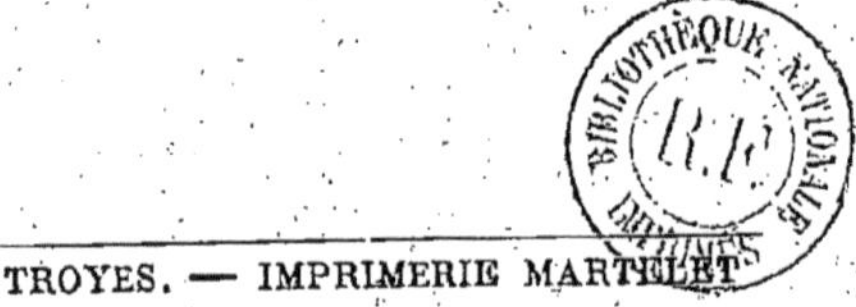

TROYES. — IMPRIMERIE MARTELET

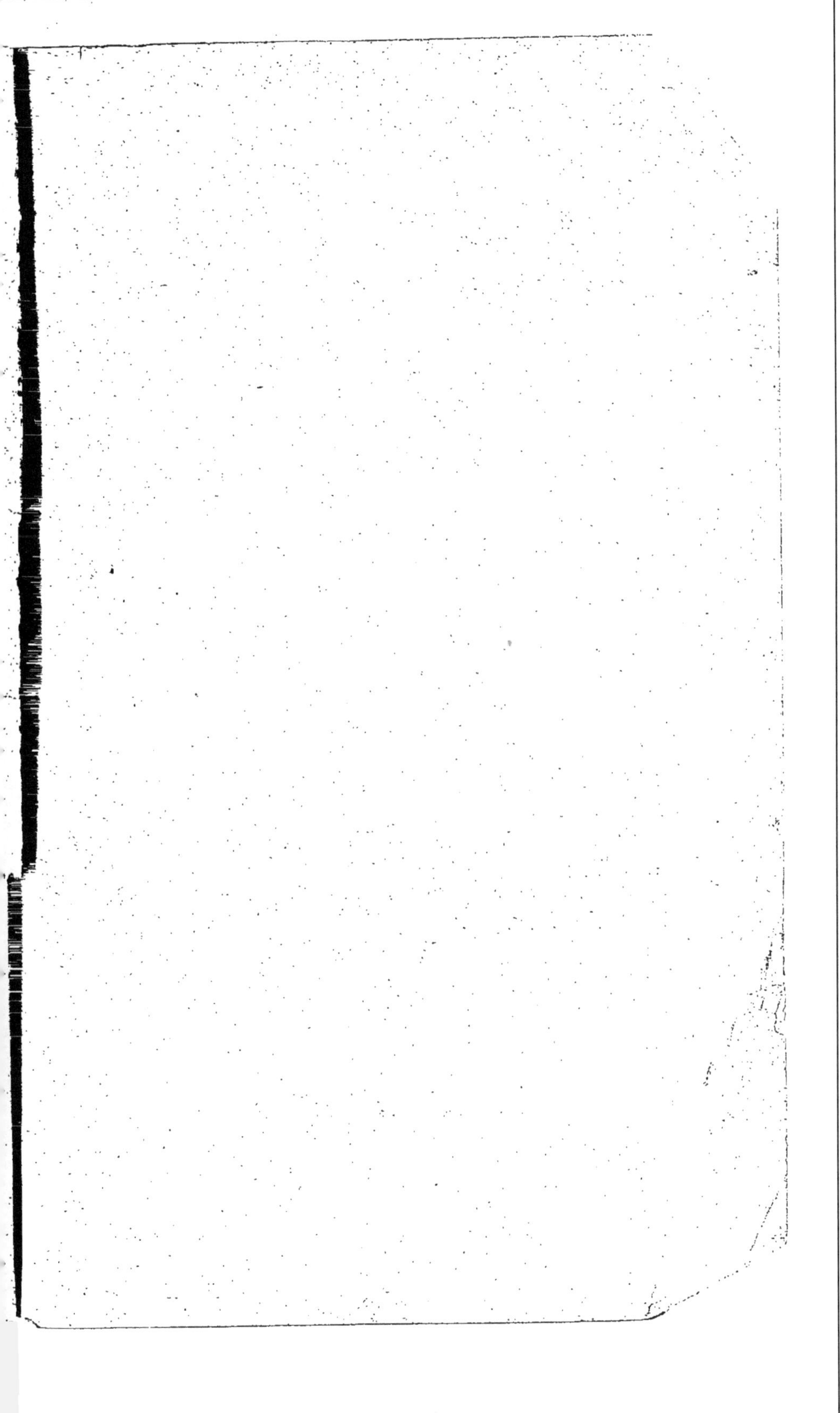

www.ingramcontent.com/pod-product-compliance
Ingram Content Group UK Ltd.
Pitfield, Milton Keynes, MK11 3LW, UK
UKHW051842140726
13696UKWH00007B/1103